認知症の語り

本人と家族による200のエピソード

認定NPO法人
健康と病いの語り ディペックス・ジャパン 編

日本看護協会出版会

《謝辞》これまでインターネット上でしか触れることのできなかった、「認知症本人と家族介護者の語り」データベースを、600ページを超える「自立する新書」として3次元の世界に出してくださった、日本看護協会出版会編集部の金子あゆみさんに深く感謝します。

また、逐語録に近い状態の語りの文章を読みやすくリライトしてくださったフリーライターの清水久美子さん、インタビューに携わった立場から膨大な量の原稿に目を通してチェックしてくださった竹内登美子さん、後藤惠子さん、射場典子さん、どうもありがとうございました。

そして何よりも、このデータベースに豊かな語りを提供してくださった、認知症本人と家族介護者の皆様に、心より感謝申し上げます。

はじめに

この本は、「病気」としての認知症ではなく、病いとともに生きる「経験」としての認知症について知りたいと思っている人たちのために、認知症の人やその家族の声を集めてつくりました。一番の目的は、実際にご自身やご家族が認知症やＭＣＩ（軽度認知障害）の診断を受けた方に、「あなたひとりではない」というメッセージをお届けすることです。同時に、医療・介護・福祉関係者に、本人や家族の生の声に触れることで、自身の認知症の「知識」を見つめ直していただくことも目指しています。

この本のもとになったのは、平成21～24年度の科学研究費補助金を受けた「認知症本人と家族支援のための「健康・病・介護体験の語り」Ｗｅｂサイトの構築と評価」研究班（研究代表者：富山大学大学院医学薬学研究部・竹内登美子）により作成された、「認知症本人と家族介護者の語り」ウェブページ（2013年7月公開）です（http://www.dipex-j.org/dementia/）。現在、認定NPO法人 健康と病いの語りディペックス・ジャパンが運営するウェブサイト「健康と病いの語りデータベース」（p.591に詳述）で公開されています。

このウェブページのために、住んでいる地域も年齢も立場も異なる、10人の認知症本人と35人の家族介護者が、異変に気づいたきっかけ、診断の受け止め、症状との付き合い方、人間関係の変容、公的サービスの活用、将来への不安と心の葛藤について、インタビューを通じて語ってくださいました。

この本の特徴は、Aさんの体験談、Bさんの体験談というふうに、おひとりずつ紹介するのではなく、皆さんの異なる体験を、テーマごとに分類して紹介していることです。完結した物語としてではなく、断片的な語りとしてみせることにより、認知症という経験の多様性や複雑さを、よりリアルに伝えることができるのではないかと考えています。

また、この本では、紙幅の都合上、ウェブページに収録されている450を超える語りの中から、200を厳選して紹介しています。読みやすさのために、語り言葉は整理して文章を整えてあります。

スマートフォンやタブレット端末をお持ちの方は、本書の1つひとつの語りにつけられたQRコード（携帯端末用のURL読み取りコード）にご自分のスマートフォンなどをかざして、「認知症の語り」ウェブページにアクセスしてみてください。ウェブページでは、インタビューの映像や音声を視聴することができ、文字だけでは拾いきれない、語り手の感情や微妙なニュアンスを、ご本人の表情や声から読み取ることができます。特に認知症ご本人は、言葉が出にくい場合もあり、その分、表情や目の動きで思いを伝えてくださっていますので、ぜひ映像でご覧になることをお勧めします。

なお、1つひとつの語りの末尾には、語り手のID番号が記載されています。巻末にそのID番号ごとに簡単なプロフィールが紹介されていますので、「この語り手はどういう背景の人なんだろう？」と思ったときは、そちらをご参照ください。

本書に紹介されているインタビューは、2010年2月から2015年2月の間に行われたものですが、それを解説する文章はすべて本書の刊行に合わせて見直しを行い、2016年3月時点での最新情報に基づいて加筆・修正しました（医学情報については、精神科医の内海久美子さんに監修をお願いしました）。さらに、ウェブページをつくる際にもアドバイザリー委員として支援してくださった、認知症専門医の松本一生さん、社会学者の井口高志さん、ケアマネジャーの市岡ゆき子さんに、当事者の語りに触れて感じたことを短いコラムにまとめていただきました。

膨大な数の当事者の語りによって構成される第1部「認知症本人と家族介護者の語り」の解説として、第2部「認知症本人と家族介護者の語りを医療・介護に生かすために」があります。本書の元となった「認知症本人と家族支援のためのＷｅｂサイト」プロジェクトの趣旨について研究代表者の竹内登美子さんに、また当事者の「語り＝ナラティブ」が今日の医療においてどのような意味をもっているのかについて医療コミュニケーションに詳しい中村千賀子さんに、ご執筆いただきました。さらに「健康と病いの語りデータベース」と英国のDIPEx（Database of Individual Patient Experiences）についても、第2部で簡単にご紹介しています。

この本を手に取ってくださった方が、ここに紹介された２００を超す語りの中から、心から「語ってくれてありがとう」と思える語りをみつけることができることを願っています。

佐藤（佐久間）りか（認定ＮＰＯ法人 健康と病いの語り
ディペックス・ジャパン事務局長）

目次

第1部 認知症本人と家族介護者の語り

認知症の診断

認知症の治療

認知症の症状とどう付き合うか

認知症になるということ

第2部 認知症本人と家族介護者の語りを医療・介護に生かすために

第1部

認知症本人と家族介護者の語り

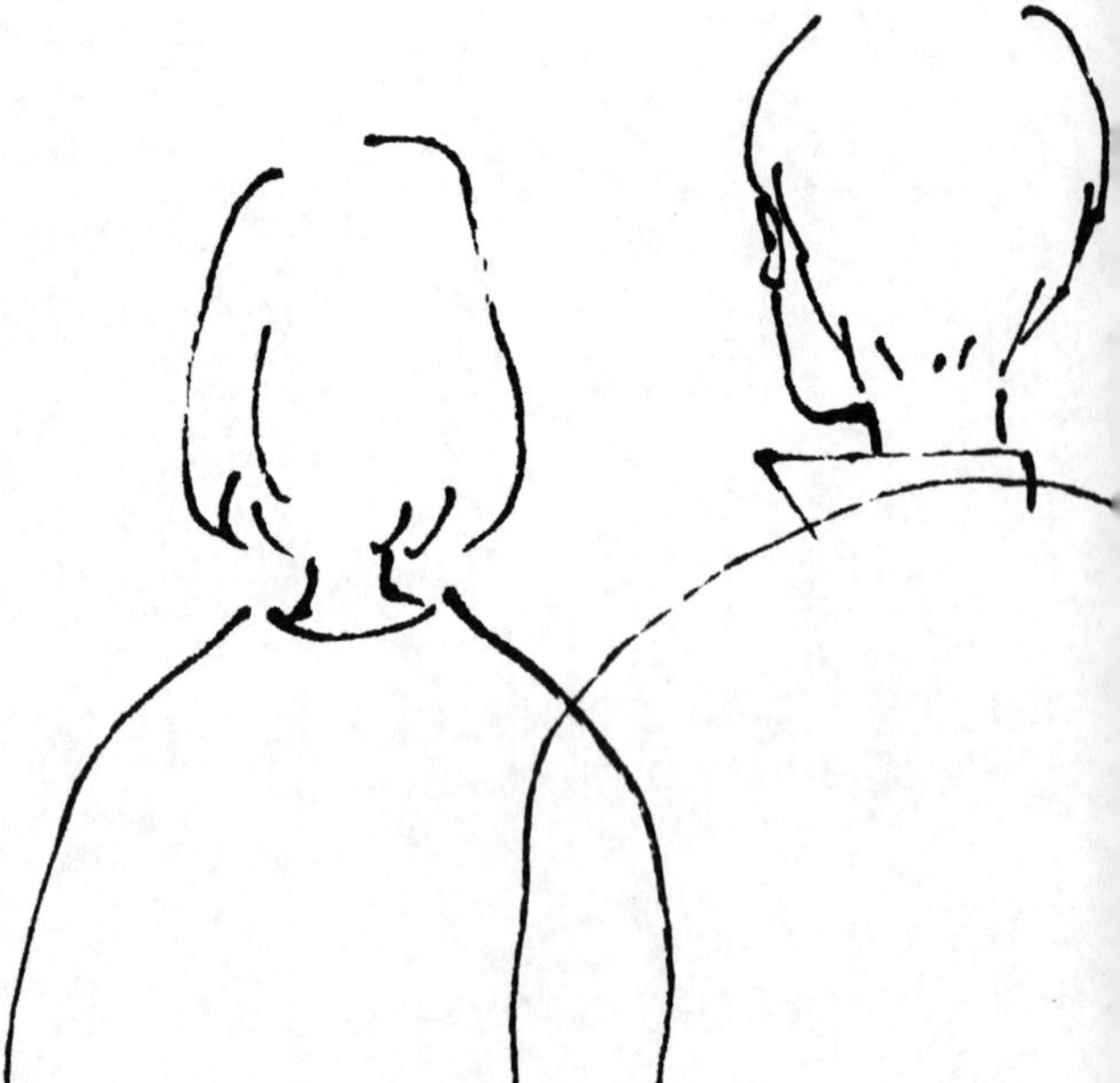

1 症状の始まり

認知症の診断

ここでは、家族や本人がはじめに「おかしい」と気づいたのは、どのような状況からだったのかについての語りを紹介します。

認知症の初期症状としてよくいわれるのは、「何度も同じことを言ったり聞いたりする」「ものの名前が出てこない」「以前はあった関心や興味が失われる」「置き忘れやしまい忘れが多くなる」などです。

●家族・知人が異変に気づく

こうした症状に最初に気づくのは、多くの場合は家族など身近に暮らしている人です。しかし、異変に気づいても、認知症を疑い、すぐに受診を勧める人は少数派で、一時的なことだろうとか、年齢相応の問題と思い、あえて受診させようとは思わなかった、というケースも多いようです。

毎日一緒にいるからこそ異変に気づかず、親族や職場・近所の人などから指摘を受けて気づくケースもありますが、認知症を疑うような決定的な出来事があった人も少なくありません。

夫がATMの暗証番号を忘れて、お金を下ろせなかったことがあったが「そんなこともあるわ」という感じだった

家族が異変に気づく

最初は病気の予想なんかしてなかったんですが、主人の日記に「もしかしたら、あの簡単な漢字が書けないのは、認知症じゃないか」って、1行書いてありました。彼は脳外科医ですから、やっぱり少しは見当はついてたのかもしれないですね。

語り 001

私なんかは全然わからなくて。主人がたまにちょっと駅の出口を間違えて帰ってきたりとか、ATMで暗証番号を忘れてお金が下ろせなかったりとか、電話がうまくかけられなかったとか、そういうのを見ても、「これぐらいは許容範囲」というか……。鈍いし、予想もしてないことだから、「まあ、そんなことなんか、あることだわ」って感じで、全然気がつかなかったですね。

——ご主人はその段階から、「もしかしたら」って思って、日記に記されていたのですか?

ええ、そうですね。それに、漢字が書けないっていうことが——難しい漢字は、パソコンばっかり使ってるから書けないとしても、やさしい漢字が書けない、っていうことに対して、本人はすごくいらだちというか、不安をもっていたんじゃないかと思います。

介護者08（プロフィール：p.600）

Movie»

用もないのに父から たびたび電話があった 今から思うと 認知症の始まりだった のかもしれない

家族が異変に気づく

語り

002

異変に気づいたときはね、まあ、今から思うと、ってことなんですけど、そのときは、やっぱりわからなかったんです。両親も年とっていきますし、自分自身もね、昔に比べるとだんだんもの忘れが激しくなってね。外出するにも（忘れものを取りに）3回も4回もうちを出入りしたりしている自分がいるもんですから、単純に「両親も、もう年齢的なものかな」って、そのときは思っていました。

ですけど、私、会社に勤めていたんですけれども、父がしょっちゅう会社に電話してくるんです。内容はたいしたことなくて、「元気か。今度いつ帰ってくるのか」とかね、子どもたちの近況を聞く、まあ、そういう内容なんですけれども、午前中にかかってきて、また午後にかかってきてね。勤めているもんだから、「迷惑だな」と思っていたわけなんです。

それで、あまり頻繁にかかってくるから、実家へ戻って会社の電話番号を削除したんです。だけれども、頭の中に記憶していたみたいで、（電話番号を）まっ黒に塗りつぶしたにもかかわらず、相変わらず会社に電話がかかってくるんですね。

介護者01（プロフィール：p.598）

Movie »

母が弟に「（私が）家のお金を全部持って逃げた」と言ったことが、決定的だった

家族が異変に気づく

語り 003

決定的なことが起きたのは、私がお灸をしに九州のほうまで行っていたときのことなんです。母のことが心配で家に電話しましたら、弟が出たんです。めずらしいんですよね、弟が家に戻っているっていうことが。「どうしたの」って言ったら、「おまえこそ何してるんだ」って。それでね、「うちの有り金を持って、おまえが逃げたことになってるぞ」って言われたんで〔笑〕、それで「ええっ！」となって、「こう、こう、こうで、今、九州に来てるんだよ」って言ったら、「そうか」っていうことになったんですけど……。

弟もね、母から電話があって、「お金がない。〔私が〕持って逃げた」っていうので、あわてて来てたんですよね。そのとき母は、「朝起きてみると、孫〔私の息子〕がね、タンスの前にいて、お金がなくなってた」とかね、そういうことを言ったようで、弟は信じてたんですよ。

で、弟は、私と息子はひどい奴だと思ってたんだけど、「認知症者は、一緒にいる人のことをすごく悪く言うけど、それは病気がそうさせている」っていう新聞の記事を2回続けて読んだんだそうで、「そうなのか」って、やっと納得した。これが一番の大事件っていうか、私にとっては大事件だ〔笑〕。

介護者11（プロフィール：p.601）

Movie »

診断を受ける前から母は怒りっぽくてあるとき、ものすごい形相で後ろから殴りかかってきた

家族が異変に気づく

語り

004

診断まで1年半の間に、やはり変化がありまして、母はすごく怒りっぽくなったんですね。感情があふれ返ってきて、ギャーッと声を出したり、物にあたったり、机といすとか壁とか、そういうところにも手を打ちつけて怒ったり、そういう時期がずーっと続きました。母は若い頃からあまり小まめに自分の感情を表現して発散するタイプじゃなかったものですから、年をとって、ちょっとヒステリックになっているみたいな、感情が抑えられなくなって、極端な形で出ているだけなんだって、私は思っていたんです。

そうしましたら、去年の夏か秋か、やっぱり感情的に怒ったことがあって、私が母に背中を向けているときに、背中から殴りかかってきたんです。とっても驚いて、「人が背中を向けているときに、殴りかかってくるなんて！」って言って、母の両腕を正面からつかんで、目を見てすごく怒ったんですよ。そうしたら、母は、何か言い知れぬ感情を抑えて黙ってしまっているというか、私のことを一生懸命見ている。私の目を見ているんだけれども、「自分の中にある感情を、とても言葉では説明できない」っていうような感じの顔で、にらみつけるというか……。すごい表情というより、形相ですね、形相で、人を、こう、……見つめたまま、黙ってしまったんですね。

介護者35（プロフィール：p.609）

Voice »

久しぶりに会った私のきょうだいから主人の歩き方がおかしいことを指摘された

親戚が異変に気づく

語り

005

主人が私のきょうだいと旅行したことがあるんですよ。長野の善光寺へね、一度行こうかっていうことで。そのときに、私は全然気がつかなかったけど、後からきょうだいに、主人のことを「ちょっと、おかしいんやない？」って言われたの。「何か変だよ」って。私はたいして何っていうことなく、不自然っていうこともなかったんですけどね。

——どんなところが「おかしい」って思われたんでしょうか？

それはね、やっぱり挙動ですかね。歩き方がおかしいとか、チョッチョッと歩きますでしょ。ま、もともとそうですけどね、そう活発なほうではないですから。私もそこは具体的に聞かなかったんですけど。

——でも、そこで「何かちょっとおかしいな」みたいな？

きょうだいはそう感じたんでしょうね。主人にしょっちゅう会うわけじゃないですもんね。たまたま、ほんとに久しぶりに会って、そういうこと言われて、「それじゃあ」ちゅうことで、病院で検査を受けたんです。

介護者07（プロフィール：p.600）

Text»

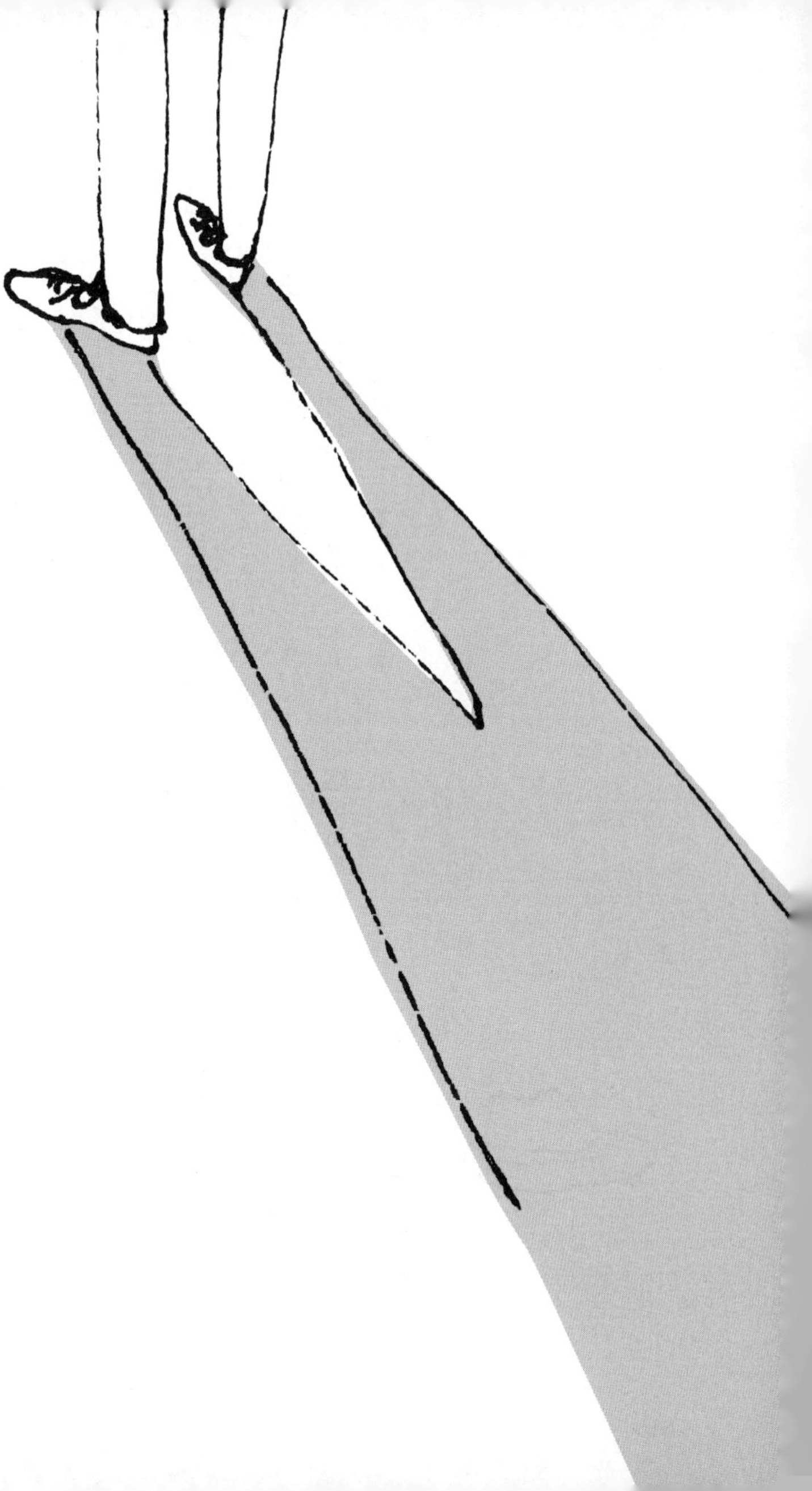

◎本人が異変に気づく

家族よりも本人が先に異変に気づくケースもあります。それまで健康に過ごしていた若年性認知症の人のほうが、高齢になって発症した人よりも、自分の異変に気づきやすいようですが、高齢の人でも、外出の際に目的地にたどり着けない、帰ってこられないといった経験をして、自ら受診を希望する人もいます。

本人が「異変」と感じているのは、必ずしももの忘れなどの典型的な症状ばかりではありません。「自分が自分でないような感じ」「物が見えていても、そこにないような感じ」などで、実際に本人が違和感があると感じていても、それをうまく説明できないことも多いようです。

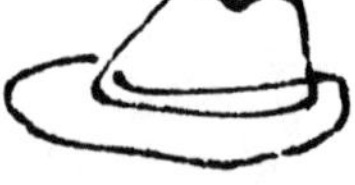

ある日、急に
自分が自分でないような
感じになった
説明することもできず
非常に心細かった

本人が異変に気づく

語り 006

（それが起きたのが）何年とか、何月何日とか、よくは覚えておりませんけど、私の体調が急にですね、えー、私自身が、非常にあのー、うーん、どういう言葉がいいかなぁ……、急に自分自身が自分でないような感じで、「何だろう」っていうことがよくわからなかった。そうすると、だんだんだんだん自分自身がわからなくて、私、○○〔氏名〕ですけど、「○○は誰なのだ」っていうようなことを考えました。

それと、妻が心配して、「どうなったのか」っていうことでね、何回も聞かれたかな。「どうしたの？　どうなったの？」、そういうような言葉をたくさん言われましたね。それで、私が説明しようと思ってもですね、説明ができないわけですよ。「自分がどうなっているか、よくわからない」って言っても、妻もわからないわけですよね。

私、それがもう本当に、「ここにおる○○は誰なのか」っていうような感じというかね……、そんなことです。非常に心細いですね。

本人04（プロフィール：p.611）

Movie »

父がつけていた日記に「頭の中にもうひとり違う人がいる気がする」と書かれていた

本人が異変に気づく

語り 007

父の日記が開いた状態でたまたま置いてあったのが見えてしまって、見ていたら、自分が脳梗塞で倒れてから、うすうす、やっぱり本人が一番早く気づいてるみたいなんですよね、「俺、おかしい」っていうことに。で、今日は、「娘と自分の妻がお見舞いに来た」っていうのも書いてあるんですけど、書いてある同じ日のところに、「大学時代の後輩が来たんだけれども、自分の病室に置いてある花を持っていってしまった」みたいなことも書いてあるんですよ。でも、実際は来ていないんですね、そういう後輩の方は。

父も、意識が正常のときにそれを見て、「あ、何かおかしい」って、やっぱり気づいていたらしくて。駐車場で事故を起こしたときだとか、あとは本当に幻覚が見えてきてしまっているときとかに関しては、日記にやっぱり、「何か、俺の頭の中にもうひとり、違う人がいる気がする」って書いてたんですね。「ああ、書いてたんだ」と思って……。

頑固な父なので、不安な気持ちとか言ってくれればいいんですけど、不安さとか、そういうのは全然出せない。昭和の堅い人なので、出さずにいたので、自分でそう書くことで、その中で解決しようとしていたみたいなんです。

介護者30（プロフィール：p.607）

Movie≫

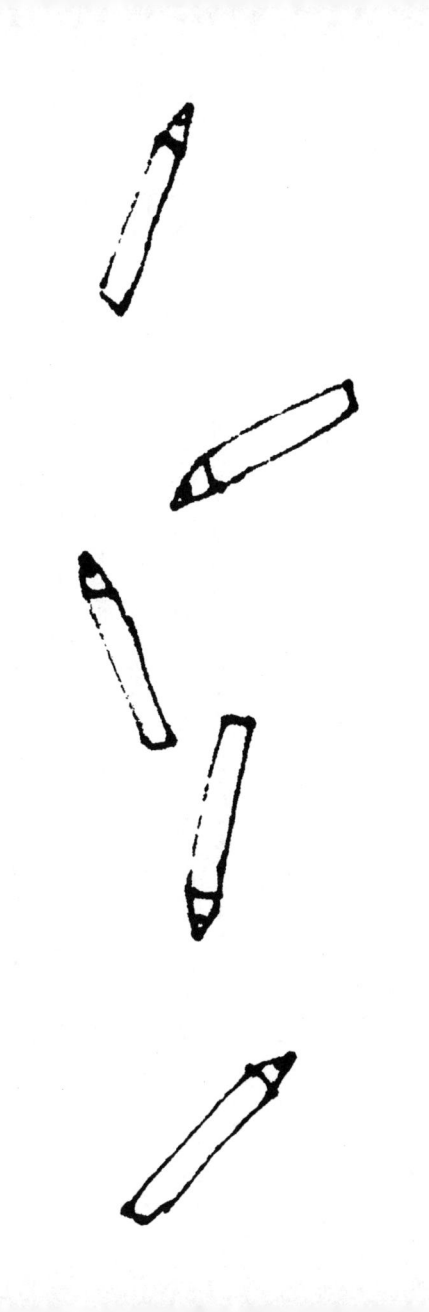

○アルツハイマー型以外の認知症の始まり

レビー小体型認知症や前頭側頭型認知症の人は、アルツハイマー型認知症のような典型的な認知症の症状を示さないことも多いといわれています。そのため、家族が異常に気づいていても、認知症であるとは思わず、認知症専門医を受診しようとは思わないことも多いようです。睡眠時の異常行動は、しばしば、ストレスや疲れからくる寝ぼけだろう、と解釈されることもあります。

前頭側頭型認知症では前頭葉が萎縮して欲望や衝動の抑制ができなくなるという知識を家族がもっている場合でも、目の前にいる自分の家族が、まさか本当に病気だとは思わずに、病気以外の原因を疑ったりすることもあります。

父はたびたび真夜中に外に出ていった記憶力や判断力に問題はなかったので認知症とは思わなかった

レビー小体型認知症の始まり

語り 008

ある日、夜中の2時頃に玄関で音がしたので見にいったら、父がコート着て、外から帰ってきたところだったんです〔笑〕。「どうしたの」って言ったら、「いや、ちょっと」ってごまかされて。おかしいなと思ったけど、父は寝ちゃったので、翌朝聞いてみたら、「いや、何だかわからない。仕事の現場に行こうと思った」って。「夜中なのに?」って言ったら、「(夜中だということは)自分は全然わからなくて、現場に行こうと思って外に出ていったんだけど、角まで行って気がついた」と。それが1回目ですね。

で、次のときも、また出ていって、タクシーを止めようとしてるところだったんですね。それも、私がたまたま追っかけていって、「どこ行くの?」って聞いたら、また「現場に行かなきゃいけない」と。それがあって、ちょっとおかしいなと思ってたら、父自身も、「おかしいな、何だか変だな」と思ったようです。でも、ほかの記憶力とか判断力、理解力は何も問題ないので、そのときに自分の親が認知症になる——当時は痴呆って呼んでましたけど——っていうことは、まったく考えてない、頭の片隅にもなかったですね。

介護者34(プロフィール:p.608)

Movie≫

夫は睡眠中襲ってくる暴漢をやっつける正義の味方になっているようでよく暴れていた

レビー小体型認知症の始まり

語り 009

主人は旅行中、夜中に暴れたみたい。本人は正義の味方（になっているつもり）で、夢心地に誰かをやっつけているらしく、起きたらシーツが血で赤く染まってるってことがありました。みんなを守っているんですね。家でも、夜中に「危ない！」と叫ぶので、びっくりして、主人に手をちょっと差し出した瞬間に、ガバッとかみつかれました。すごい力ですよ。本人は「暴漢が来たから、やっつけてる」って。「それ、私の手だから」って言って、やっとの思いで外したときにはもう食い込んでいて、いまだにその跡がついてるんです。そういうことも、レム睡眠行動障害〔p.181 参照〕だったんだなって。夢と現実の違いがわからず、たいがい何かが襲ってくるのをやっつけている正義の味方。スーパーマンとかウルトラマン的な状態でしたね。

当時は、「寝言を激しく言う人なんだな」とか、「ストレスためてるんだな」とか思っていました。その頃「24時間、戦えますか」っていう企業戦士のコマーシャルがあったんですが、世の中を支える企業に終身雇用で勤めるっていうのが主流だった時代の中で主人も育っているので、「そのストレスをきっと発散しているんだろう」くらいに思ってたんです。でもひも解いていくと、7年前のあれも、10年前のあれも、やっぱりレム睡眠行動障害だったんだなって、後になってからつじつまが合いました。

介護者33（プロフィール：p.608）

Movie»

わがままな行動が増えた
夫に「前頭葉が萎縮して
いるんじゃやない？」と
冗談で言っていたが
本当にそうだった

前頭側頭型認知症の始まり

語り 010

夫は、食べ物に何でもポン酢をかけて食べるとか、わがままな行動が多くなってきたんです。食事のときに、「お肉をちょうだいよ、ちょうだいよ、ちょうだいよ」って騒いで、娘がもうほんとに嫌になって、「私のあげるから、静かにしてよ」っていうようなこともあった。それを、お箸でグアッと、こう突き刺して食べるような、ほんと子どもみたいなところが出てきて。

私が冗談半分に、「パパ、もしかしてそれ、前頭葉が萎縮しているんじゃない？」って言ったんです。前頭葉が萎縮すると、抑制が効かないというのは、何か知識としてあったもんですから。冗談で言っていたぐらいだったんですけども、それが、結果的には検査を受けてみたら萎縮していたというので、そうだったんだな、ということがありました。診断を受ける1年ぐらい前ですかね。

介護者31（プロフィール：p.607）

Text»

認知症の診断

2

病院にかかる

ここでは、認知症本人や家族が異変に気づき、病院にかかったときの体験についての語りを紹介します。

◯診断を受けた病院にかかった経緯

「何かこれまでとは違う」と本人や家族が気づき始めてから、病院で認知症の診断を受けるまでの期間は様々です。最初から認知症を疑い、脳神経外科や認知症専門医を受診した人もいますが、うつのような症状が出たため、精神科や心療内科を受診し、うつ病の診断を受けたものの、しばらくしてもよくならないので、おかしいと思って別の病院を探し、認知症という診断を受けた人もいます。

◯診断後に通院する病院の選択

診断後は、その病院にそのまま通院する人もいますが、診断を受け止められず、認知症専門外来にセカンドオピニオンを求める人もいます。近所の病院に移る人、複数の医療機関を使い分けている人など、その人の事情により様々です。

診断後に通院先を変えた理由としては、通院に便利というほかに、治療内容や医師との相性をあげた人もいます。

妻はうつ症状で精神科にかかっていたが薬を飲んでも改善せず専門医を受診して認知症の診断を受けた

診断を受けるまで

語り 011

妻のおふくろさんががんで、大学病院に入院してたんです。妻が看病していたんですけど、妻は同じ大学病院の精神科に通院してました。おふくろさんは結構しんどいがんだったんで、妻のうつ症状は、最初は看護疲れとか、その影響かなと、本人も、たぶん先生も思ったと思うんですよね。先生は、認知症とは全然考えなかったらしいんです。あくまでも介護疲れ、看護疲れとか、色々なショックを受けて、うつになったんじゃないか、という診断を受けてます。でも、本人はそれだけじゃなかったような、「何か違う」ということがあったようです。色々な検査とか、うつ関係の色々な薬を飲んでいても、まったく改善しなかった。で、先生もやっぱり「おかしいな」ということだったみたいです。

半年後に、先生から相談があるってことで、今までこういう経緯で、こういう検査して、こういう薬を飲んだけれど、まったく効果がないんで、うつ病ではないだろう。違うと思うけれど、よくわからないので、もっと専門の先生を紹介したいって、専門医を紹介されました。その病院で、神経とか心理的な様々なテストとか、SPECTとか、MRIとか脳の色々な検査〔p.52参照〕をして、「アルツハイマー病ではないか」と診断を受けました。

介護者04（プロフィール：p.599）

Movie≫

父は脳血管性認知症との診断を受けていたが別の病院に行ったらレビー小体型認知症だとすぐにわかった

診断を受けるまで

語り
012

私が体調を崩してヘルパーさんをお願いしたとき、ケアマネさんが、「今、お父様は大きな病院にかかられてるけれども、地元にも認知症をよく診てくださる先生がいらっしゃるんですよ。個人の先生で、開業医でいらっしゃるんです」って言ったんです。だけど、父も私も「大きな病院に行ってるのに、何で開業医の先生のほうに行かなきゃいけないのかな」なんて、ちょっと昔風な考えでいて。でも、大病院のほうは、2か月に1回行って、簡単な動作をして、「じゃあ、また普通に暮らしてください」って言うだけで、認知症の人の生活には、どういうふうに対処していったらいいのか、って話はいっさいなく、先生の顔を見るだけ。待つのは2~3時間、診察は5分みたいな感じで、だんだん虚しくなってきて〔笑〕。

父に「いい先生がいるらしいから、そこに行ってみようか」って聞くと、父も「どうも今の自分は昔の自分と違う」ってずっと思っていたので、「わかった。行ってみよう」と言うので、開業医の先生のところに伺いました。ドアを開けて、父が先に歩いて入っていったんですが、その姿を見て先生が、「あ、レビー小体病だ」と言ったんです、歩く姿だけで。当時の病名は、びまん性レビー小体病というものでした。

介護者34（プロフィール：p.608）

Movie »

不眠で精神科を受診し うつ病と診断された 自分では認知症を 疑っていたが 医師に違うと言われた

診断を受けるまで

語り 013

十数年前から体調が時々不安定になりまして、倦怠感とか疲れやすいとか、頭痛とか、どこかここか何か変だなっていうのが続いていました。その頃に幻視もありまして、いつも同じ車なんですが、駐車場に置かれた車の助手席に、中年の女性が座っているのを時々見ました。

繰り返し繰り返し同じ車に同じような人が見えたので、「何か気持ち悪いな」と自分では思っていましたけれども、あまり気にしていませんでした。あるとき、ま、仕事も忙しかったですし、色々なストレスがあって、急に眠れなくなりました。自分の感覚では、もう、ほとんど一睡もできないという感じで何日か経ちましたので、睡眠薬をもらおうと思いまして、市立の総合病院の精神科に行ってお話ししました。

最初は抗不安薬を出されまして、1週間飲んだんですが、何も改善しないということで、うつ病と診断されました。その頃は、眠っていないのでもうろうとしているというのもあるかもしれませんけれども、駐車場に停めた車がどこにあるか、まったくわからなくなってしまって、自分では広くて探せないので、お店の人に頼んで探してもらうとか。あと、銀行のATMで、カードを置き忘れて帰ってくるということがありました。それから、車をよく擦りまして、1年に何回もだったと思うんですけども、特に駐車場で出たり入った

Movie ≫

りするときに、隣の車に、こう、が、が、が、がーと擦るというようなことを繰り返しました。自分でも、「え、どうしたんだろ」と思っていましたけれども、うつ病と診断される前後にそういうことが重なってありました。

で、うつ病と診断した主治医に、「私は認知症だと思います」って言ったんですね。「認知症の検査をしてください」とお願いしました。そうしましたら、主治医は「いや、うつ病になると、そういうことは起こります。色々と注意が回らなくなって、そういうことが起きますので、あなたは認知症じゃありません」って。

本人11（プロフィール：p.613）

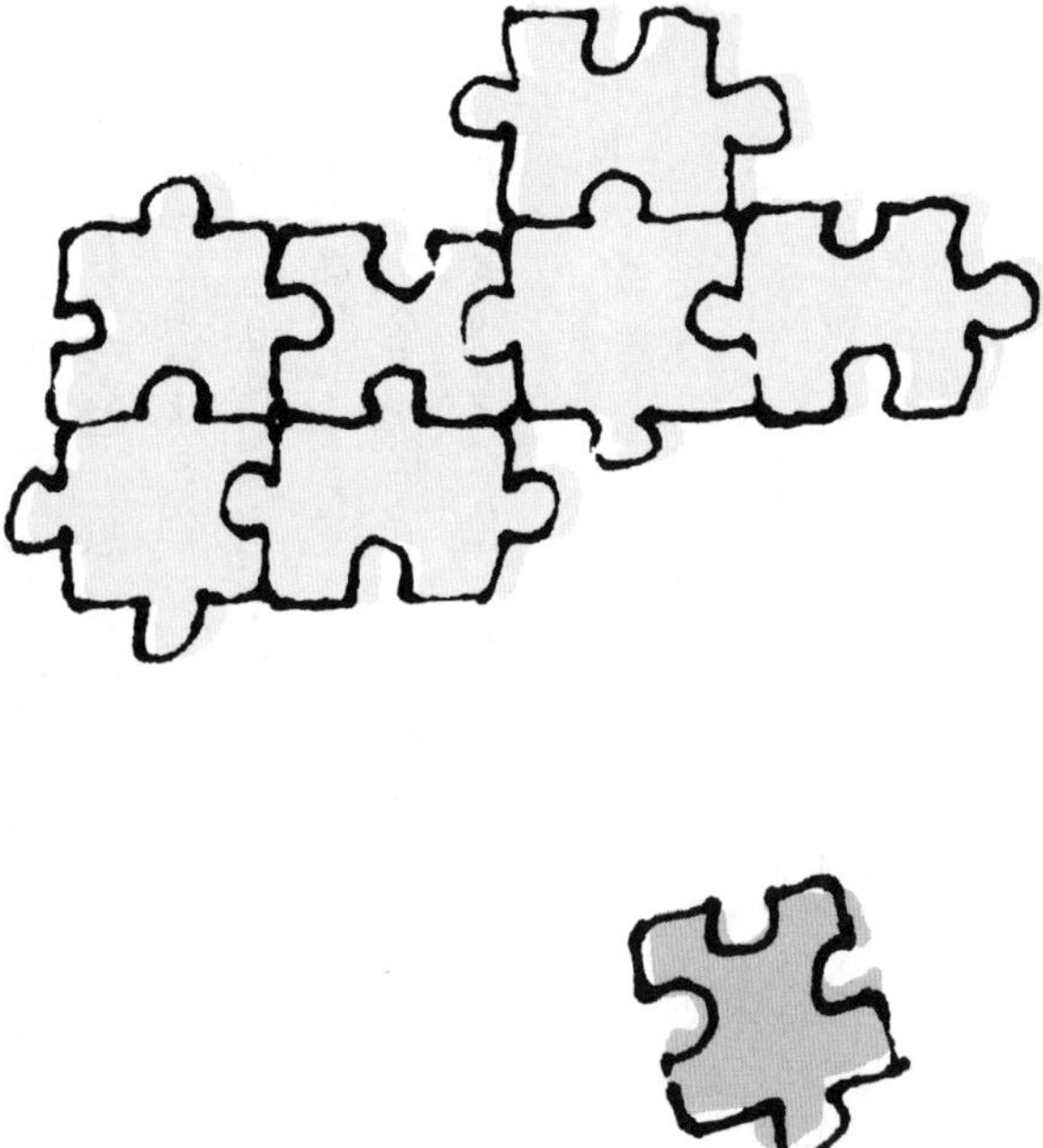

診断、設備、メンタル面のサポート等病院間で差があるため市立病院と専門外来を使い分けて通院している

診断後の通院先

語り

014

心療内科のある市立病院に行って、MRIとか脳波とかの検査をして、若年性アルツハイマーだと言われました。海馬〔脳の大脳辺縁系の一部で、短期・中期記憶に関係する〕の萎縮が見られるって。そのときは、「中期ぐらいです」って言われたんですが、私たちも受け止めることができなくって。「うそだろう」というところもあり、若年性アルツハイマー専門の外来があることを友だちから聞いて、そこでセカンドオピニオン的な形で診ていただいたら、「初期」って言われました。

長谷川式っていう筆記のテスト〔p.51参照〕の点数が、テストをしたのは2か月しか違わないのに、結果が全然違っていて、市立病院では16点だったんですが、専門外来では23点だったんですよ。市立病院は先生が外来の患者を診るお部屋の中の、ワサワサした環境の中で、時計とか見せながらやっていたんですけど、専門外来ではちゃんとしたお部屋があって、こぎれいでゆっくりした環境の中でやらしてもらえるんです。だからそういう環境の違いで、病院の診断も違うんだなって、すごくわかりました。

市立病院だと、家族の気持ちを聞く余裕がないんですよ。問診して、お薬をくれるだけでいっぱいいっぱい。専門外来では最初は20分ぐらい話を聞いてくれる。なので、今は2つの病院を使い分けています。

介護者03（プロフィール：p.599）

Voice »

検査結果の説明時（認知症の父には）「どうせわからないだろう」というような医師の態度に不信感を抱いた

医師とのかかわり

語り 015

最初の頃は、まだ父も麻痺もなくて、しゃべることもできましたし、理解もできていたので、お医者さんから父にも説明があったのですが、父がしゃべれなくなって、本当に認知症の症状が出てくると、診察室に入って検査の結果を聞くとき、お医者さんは、「(父には) どうせわからないだろう」みたいな態度があったんです。まあ娘が来てるからかもしれませんけど、私に対してCTの説明をするときも、「ここところがあれだから、わからないんだよ」みたいな言い方のときもあったりして、「どういう医師なんだろう」と思うこともありました。

相談しに行ったときに、きちんと「それは認知症です」とか、「認知症ではまだないです」とか、「この何か月間は様子みましょう」とか、的確な答えを返してほしかったと思います。

家族が困っているのは日常生活の中でのことなので、具体的な日常生活を送っていく上での注意点であったり、留意点であったり、対応方法について的確に教えていただくことが一番必要かなと思う。何でこういう行動が起こるのか、こういう気持ちでそういう行動になってしまうんだよ、って。こういうときはちょっと大変だけど、こう対応すれば落ち着いて接することができるとか、具体的な方法を教えていただければ、ありがたいのではないかと思うんです。

介護者25 (プロフィール：p.605)

Voice »

認知症の診断

3 診断のための検査

認知症の疑いが生じたとき、それが年相応の機能低下なのか、あるいは治療を要する病的な変化なのかを区別したり、認知症以外の病気と鑑別したりするために、様々な検査が行われます。

ここでは、検査の体験についての本人と家族介護者の語りを紹介します。

○症候学的検査

医師が問診や行動観察を通じて、その人に認知症特有の症状が出ているかどうかを判断する検査です。

○神経心理検査

主に認知機能の状態を調べるために行われます。改定 長谷川式簡易知能評価スケール（HDS-R）やMMSE（ミニメンタルテスト）検査、時計描画検査などがあります〔p.51参照〕。これらはあくまでスクリーニング（症状の有無と程度をふるい分けること）を目的としており、検査を受ける環境によって点数が変わることがあるので、それだけで認知症の重症度について確定的なことはいえません。

長谷川式の検査を受けた父は「そんなくだらない質問をするな」と怒り部屋を出てしまった

神経心理検査

語り

016

父を、近くの脳神経外科とかで有名な先生のところに連れていって、長谷川式〔p.51参照〕でしたっけ、ああいうのとか、全部テストをしました。

その長谷川式のチェックをしたときに、例えば、「じゃあ、100から7を引いたら?」とか、「今日は何月の何日ですか?」って言われると、たぶん父の防衛本能かわからないんですけど、「そんなくだらない質問を俺にするな」みたいになって……。

ま、よくある話なんだと思うんですが、「バカにしてんのか」って、やっぱ怒っちゃって、外に出てしまって。

介護者30（プロフィール：p.607）

Movie »

ピック病患者は検査に非協力的なので神経心理検査の点数では進行の程度は判断できないらしい

神経心理検査

語り

017

——診断時に点数が満点に近かったご主人の長谷川式の認知症スケールの点数が、今は7点なんですか？

この前、お電話で先生に聞いたら、「7点ですね」とおっしゃって。でも、「アルツハイマーとこのピック病〔p.166参照〕では、答えるときの患者本人の協力度が違う。ピック病の人は、そういうこと自体にちゃんと答えないことがあるので、点数ではわからない」[★1]と言われたんです。主人は、もう帰りたい一心で、「もう早く立ち去りたい」っていう感じで答えていたみたいです。

介護者31（プロフィール：p.607）

Text»

［注釈］

★1　ピック病は、もの忘れもさることながら、人格の変化が特徴的で、感情のコントロールがうまくいかず、気に入らないことには怒り出してしまうことが多い。そのため、診察に対して非協力的な態度をとることがあり、神経心理検査に対しても非協力的で、あえて答えようとしないために、検査の点数が低くなってしまうことがある。

もの忘れに気づき進行を遅らせる薬をもらおうと受診したが検査結果がよくて薬をもらえなかった

神経心理検査

語り 018

はじめにおかしいなと思ったんは、「会社におったあの人、何という人やったかいなあ」とか、人の名前を思い出せないもんで、ちょっと変やなと。それから、何かをしまった後で、どこへしまったかってことを忘れるようになった。それで、「もの忘れを遅らせる薬がある」とか聞いたもんで、検査してもらおうって（病院に）行ったんです。

「あんたひとりで来たん？」と言われたんで、「こんな近くなのに、何で？」と思ったんです。それで、検査で「100から7をずっと引いていってください」と言われたんですが、全部できたんで、「ほうえに〈そんなに〉できるやんか」って。それから3つの言葉を「覚えといて」っちゅう言われて、ほかのことを雑談した後で「3つの言葉、何やった？」って聞かれたんだけど、それもちゃんと覚えていました。次に、「紙に何か好きなこと書いて」って言われたもんで、教養のある言葉でも書こうかなって思ったんですけども（笑）、「たくさんお金がほしいわ」（笑）って書いて、渡して、また雑談しとって、後で「何て書いた？」って聞かれたもんで、「お金がたくさんほしいわ、って書きました」って答えました。「誰でもな」って、先生、笑ろうてみえた。それで、ほかのことも全部言えたもんで、そのときは薬も出してもらえやんと、そのまま帰ってきたんです。

本人12（プロフィール：p.613）

Movie»

MEMO

神経心理検査の種類

神経心理検査には、主に次のようなものがあります。

①改定 長谷川式簡易知能評価スケール（HDS-R）

症状の有無と程度をふるい分ける（スクリーニング）ために行われる簡単なテスト。略して「長谷川式検査」といわれる。主に記憶力を中心とした認知機能障害の有無を大まかに知ることを目的とする。30点満点中20点以下が、認知症の可能性が高いとされる。

②MMSE（Mini Mental State Examination：ミニメンタルテスト）

主に記憶力、計算力、言語力、見当識（現在の日時や日付、自分がどこにいるかなどを正しく認識しているか）を測定する。口頭による質問形式で行われる。30点満点中23点以下が、認知症の可能性が高いとされる。

③時計描画検査

白紙を被験者の前に置き、「紙の上に、紙の大きさに見合った大きさの丸時計の絵を描いてください。数字も全部書いて10時10分になるように針を描いてください」などと口頭で指示する。頭頂葉の機能を反映する。

○画像診断検査

認知症の種類によって治療もそれぞれ異なるので、正確な診断が必要です。そこで、症候学的検査や神経心理検査に加えて、画像診断検査を行って、脳の萎縮の程度や病変部位の違い、血液の循環や代謝の違いを調べます。

MRI（磁気共鳴画像）やCT（コンピュータ断層撮影）は脳の形の変化を見るための検査です。放射性同位元素で印を付けた薬剤を用いて血流を調べ、脳の働きを見るSPECT（スペクト）や、放射性同位元素を用いて脳の中の糖の代謝を見るFDG－PET（エフ・ディー・ジー・ペット）などの、より精密な検査もあります。

SPECTは認知症でも保険が適用されますが、FDG－PETは利用できる施設が限られており、認知症の診断目的では保険適用にならないため、高額の費用がかかります。

心筋シンチグラフィとPET（陽電子放射断層撮影）検査については、p.60をご参照ください。

老人性うつも疑われたがCT検査で脳の萎縮が進んでいることがわかりうつではなく認知症と診断された

画像診断検査

語り 019

姉と会ったときに、「母に背中から殴りかかられたことがあった」って言ったら、姉が「やっぱり、私はそれはおかしいと思う。一度、認知症の専門家の方に診てもらうべきだ」っていうことを強く言いまして、私も説得されて、「じゃ、予約をお願いね」ってことで、昨年の12月にやっと予約がとれました。ここから車で30分ぐらいの専門病院ですけれどもね、そこに母と伺って、レビー小体型の認知症だっていう診断を受けました。

母は、話した感じ、まあ、普通にみえるんですよね。ですから、主治医の先生も、最後まで老人性のうつか、認知症かっていうことで迷われたみたいなんですけれども、CTを撮って、脳の萎縮がやはりかなり進んでいたみたいです。母は当時78歳だったんですけど、「78歳の女性で、これはあってはいけないことなんです」って先生がおっしゃって、「そのCTを見て、ただの老人性のうつではなくて、認知症だって判断しました」というお話を伺いました。

介護者35（プロフィール：p.609）

Voice≫

画像検査中に帰ろうとする主人に、主治医らと「検査を受ければ10万円もらえる」となだめて検査を受けてもらった

画像診断検査

語り 020

「画像検査をしましょう」っていうことに3年ぶりになって、主治医の先生の紹介で地元の大きな病院に行ったんです。そこに主治医の先生や患者会の方も来てくださって、検査室で主人が「ワァー」とか「僕は帰ります、さよなら」とか言うのを、みんなで抑えたんです。「まあまあ、今日検査を受ければ、10万円もらえるから」とか、色々なことを言って。「へえー、そうですか。じゃ、受けましょう」と言って、いったんは座るけど、「僕は帰ります」とか言って、またすぐ立ち上がってしまう。そういうとき、すごく上手に対応できれば長持ちするんです。（心筋）シンチグラフィ〔p.60参照〕ですか、あれ受けながらも、「ウアーッ」と起き上がっちゃって、頭や身体に巻いたベルトを外すのを、患者会の方も「まあ、まあ」となだめながら、何十分も付き添ってくださったんです。

そういうとき、付添いのスタッフがいるとありがたいなと、ほんとに思いますね。高齢者だったらもっとヨロヨロしていて、歩みも遅いんですけど、若くて力があると、あっという間にいなくなっちゃうんで……、大変ですね。

介護者31（プロフィール：p.607）

Text»

画像検査では異常がなく診断がつかなかった早期発見・早期治療を期待していたが、命綱を断たれた思いだった

画像診断検査

語り 021

床を虫がっっっっっーと歩いているのを見て、「あれ、こんなところに虫がいる」って思いました。数秒間なんですけれども、虫が歩いてぱっと止まったときに、それが綿くずだったんですね。それを見たときに、「これは目の錯覚でも何でもない。これこそが幻視なんだ」と思いました。そのとき、ほんとに血の気が引くというか、……冷汗は出ませんでしたけれども、とんでもないことになったと思いました。

で、病院に行かなければいけないと思いました。ただ、誤診が多いということなので、誤診されたらたまらないと思いまして、調べました。で、この先生なら大丈夫だろう、というところに、かなり遠かったんですけれども、行きました。

そこで、脳血流の検査、ＭＲＩとＭＧＢＩ〈ＭＩＢＧのこと〉だったっけ、心筋シンチグラフィの検査をしまして、あと、血の検査とか、血圧の検査とかしました。で、結局、画像には出ませんでした。ＭＲＩ正常。ま、レビーではそれが当たり前なんですけれども。で、脳血流は、レビーでは後頭葉が血流低化すると言うんですけれども、私の場合は前頭葉が血流低下しているって。「これは、うつ病でよくあるものです」って言われました。心筋シンチグラフィは９割の精度でわかるということなんですけども、……レビーは心臓が〈黒

Movie ≫

く）写らないんですけども、私は写ったんですね〔p.60参照〕。

知能検査は、計算を全部間違いました。100引く7っていうやつですね。100引く7、はい、また7引いて、7引いてって、それを私は全部間違えたようで……。自分ではわからなかったんですけども、「認知機能の低下があります」と言われました。「何を間違ったんですか」って聞きましたら、「計算が違っていました」って。

で、「画像で出ないので、診断できません。診断できませんから、治療もできません」と言われました。

早期発見・早期治療が、残された唯一の希望だと思っていましたので、「治療しない」と言われて、……何か、こう、命綱が目の前で、ぷつんと切られたと感じまして、……ほんとに、私の真後ろに死神が立っていて、今にも鎌を振り下ろしそうなので、「何とかしてください」って言いに行ったのに、「鎌を振り下ろして、けがをしたら来てください」って言われたような……、そういう感じがしましたね。

本人11（プロフィール：p.613）

MEMO

画像診断検査の種類

ここでは2つの画像診断検査について説明します。

①心筋シンチグラフィ

MIBGと呼ばれる物質を使って心臓の周辺の交感神経の状態をみる検査。レビー小体型認知症では心筋へのMIBGの集積が低下することがわかっているため、心筋シンチグラフィにおいて心臓が黒く写らないことから、アルツハイマー型認知症や前頭側頭型認知症との鑑別診断に用いられる。

2012年3月から認知症の診断で保険適用になった。

②PET（陽電子放射断層撮影）検査

ポジトロン（陽電子）を放出するアイソトープで標識された薬剤（ブドウ糖の一種）を注射し、その体内分布を特殊なカメラで映像化する診断法。

脳では大量のブドウ糖や酸素が消費されるが、神経細胞の活動が活発な部分ほど代謝が盛んで、活動の低下した部分は代謝が低くなるため、ブドウ糖や酸素の代謝をみることで、アルツハイマー型認知症などの初期症状（軽度認知障害の状態）もみつけることができる。

認知症の診断

4 診断されたときの気持ち

医師からはじめて「認知症」と告げられたとき、本人は何を思い、どう感じたのでしょうか。診断時に少なからず受けるその衝撃の度合いは、診断を受けた年齢や経緯、就労状況、認知症に関する情報量、アルツハイマーか、レビー小体型かといった認知症の種類によっても異なるようです。

ここでは、認知症と診断された人の気持ちについての語りを紹介します。

●若年性認知症と診断された人の気持ち

若年性認知症と告げられたとき、その病気自体が何だかわからなかったり、自分や家族のこともわからなくなるなら死んだほうがマシと考えたり、診断が間違っている、と思ったという人がいます。

また、「認知症っていう言葉は非常に重たい。『もうあなたは終わりです』みたいな感じがした」という人も多くいます。

診断の際には、精神的なサポートが受けられるような仕組みが必要といえるでしょう。

若年性認知症という
診断を受けたが
よくわからなかった
60歳で若年性と
いえるのかなと思う

若年性認知症本人

語り

022

――若年性アルツハイマーって診断されて、どんなお気持ちになりましたか?

何だかよくわかんなかった。「若年性」っていったって、60代だぜって〔笑〕。「若年性アルツハイマーって、どういう意味ですか」って聞いたら、もの忘れが激しいって。激しいって、そんなに俺、激しいかな、と思ったんですけど。そんなにもの忘れが多いとなると、仕事できねえですもんね。

俺、病気の名前聞いてから、細かいことでも文字で書くようにしましたよ。「○月△日、××だろう」というふうに。まあ、それはいいことだと思うんですけど。

……何となくね、どっかで、その病気を背負っているっていうのがね、頭ん中に残ってるんだよ。だから、自信なくなっちゃうときがあるんですよね。自分では「こうあるべきだ」とか、「こうしなくちゃいけない」と思っていながらも、「これでいいのかな」とか、やっちゃった後で、「まずかったかな」とか。それもちょっとストレスになるんですけどね〔笑〕。やりたいことやるのが一番いいじゃないですか。やっぱり、くよくよするのが一番ダメですね〔笑〕。俺は正直いって、いい加減ですから。いい加減な真面目さなんですよ、うん。ほんとにいい加減だとダメだけど。

本人02〈プロフィール:p.610〉

Voice »

レビー小体型認知症と診断を受けた日「何で俺が……」と肩を落とした夫に悔しさや苦悩を感じた

若年性認知症本人

語り

023

夫がはっきりレビー（小体型認知症）って宣告を受けた日は、本当に肩を落として、「何で俺が……」って、ひと言それだけで、その後、シーンと続くわけですよ。で、ややしばらくして「はあー」ってため息がもれるんですけど、そのもれたひと言と、「何で俺が……俺が選ばれたわけ？」っていう意味深さというか、（病気を）受け止めきれない悔しさもあるし、苦悩もあるし、選ばれてしまったけど、その意味の深さも受け止めきれずに、戸惑いの苦悩の「はあー」っていうそのひと言が、いまだに覚えてるんですけど、せつなかったです。

介護者33（プロフィール：p.608）

Movie≫

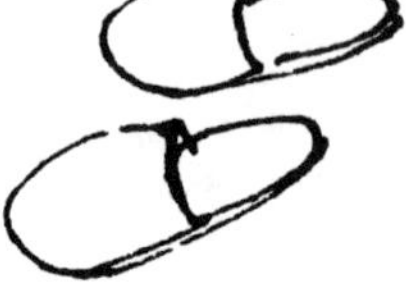

父にアルツハイマーという診断を伝えると「自分も家族もわからなくなる病気なら死ぬ」と首をくくろうとした

若年性認知症本人

語り 024

父に「もしかしたらね、アルツハイマーかもしれないっていう噂もあるよ」っていう話とかをちょろっとしたら、「アルツハイマーとかそういう病気で、もう自分のことも自分じゃわからなくなって、で、お前たち家族のこともわかんなくなっちゃうような病気なんだったら、自分は自分で死ぬ」っていうふうに言って、父がその場で、こう、首くくろうと思ったんでしょうかね、何か長い物を探し始めたんです。「それは困る」って、押さえて。

「確かに治らない病気とは言われているけれども、ただ、私たち家族もいるし、お父さんが私たちのことを忘れても、私たちは忘れないから、だから一緒に頑張っていこうね」っていう話をしました。父は「自分は死ぬ」っていうふうな暴れ方を一瞬したんですけど、その後にまあおとなしくなって、「今日はもう寝るわ」と言って、自分で寝床に入ってたので、「あ、よかったな」って思ったんですけど。

介護者30（プロフィール：p.607）

Movie≫

認知症について調べたら
暗いことばかり
書かれていた
うつ的になり、死ぬこと
ばかり考えていた

若年性認知症本人

語り 025

――最初は脳の病気と思われたのですか？

ええ。頭の病気や思たんは思たんですけどね。認知症というふうなことはまったく考えてなかったです。認知症のほうがショックでした。僕、言われたとき、真っ青になりましたわ。……はっきり言うと、うつ的になりましたね。先生にもそう言われました。もう人に会うんも嫌やったし、ずーっと部屋にこもってました。ここのサポートセンターを紹介してもろたりしたけど、それまでめちゃくちゃ暗かったですもん。ここ来て、明るくなった。これ、ほんまですわ。ものすごく感謝してます。

――うつになって、ひとりでいたとき、どんなことを考えていらっしゃったんですか？

まず、何にも仕事ができへん、思いました。ほんで、（認知症について）自分でインターネットで調べても、暗いことばっかり書いてあるでしょ。それとか、その、迷惑かける話とか、そんなことばっかり書いてますやん。ええ話なんか載ってないですやん。

考えるいうたらね、「もう死のうかな」とかね。やっぱ、そんなん、めちゃくちゃいっぱい考えました。

本人06（プロフィール：p.611）

Text»

「幻視が見える」私を
誰が普通の人間と思って
くれるだろうか
そう思うと
とてつもなく孤独だった

若年性認知症本人

語り 026

最初に（リバスタッチ〔p.115参照〕パッチを）貼ったときは、認知症っていう焼印を押されたような感じがしました。誰にも見られたくないなって。別に私は、認知症に対して何の偏見ももっていないと自分では思っていたんですけれども、やはり、認知症っていう言葉は、非常に重たいですね。結局、誤解されているからなんですけれども。……その言葉、うーん、何て言うんですかね、「もうあなたは終わりです」みたいな、そういう感じがすごくありましたね。

自分は認知症なんだと思ったときに、どんどん進行するしかないんだって。どんどんどんどん何もできなくなっていくんだ。で、訳がわからなくなって、家族を苦しめるんだ。そして寝たきりになって死ぬんだ、っていう、それを乗り越える？　受け入れる？　ま、何と説明したらいいか、わからないんですけれども。

薬は効いて体調はよくなったんですけれども、誰にも話せないと思いましたね。「私は、認知症です。私は幻視を見ます」って言って、誰がそれを理解してくれるだろう。誰が私を普通の人間って思ってくれるだろう、っていうことは、すごく思いました。

本人11（プロフィール：p.613）

Movie≫

どんな小さなものでもよいから希望とともに病名を告げてほしい

若年性認知症本人

語り 027

診断されたときに、ただ病名を告げられて、私もそうですけれども、皆さん、何かもう奈落の底に突き落とされたような状態で帰宅するわけです。で、そこにサポートが何もない、相談するところもない。ま、どっか探せばあるかもしれませんけれども……、そこにサポートはぜひ必要だと思います。

本当に、絶望しかないですから、何の希望もないですから、そこに精神的なサポートっていうか、先生が診断した直後に、ソーシャルワーカーでも看護師でも誰でもいいですから、ちょっと別室に行って、「大丈夫ですよ」って、「病気ではあるけれども、元気に暮らしてらっしゃる方、たくさんいらっしゃいますよ」とか、ひと言でもいいので、そう伝える人間が絶対に必要だと思いますね、絶対に。

「はい、認知症です。さようなら、帰ってください」っていうのは、もう、その帰り道に自殺しちゃったっておかしくないようなことですので。それは、病院も本当に真剣に考えてほしい。そんなに難しいことじゃないと思うんですね。例えば、何かパンフレットをつくって、それを渡すでもいいですし。何か希望を、どんな小さなものでもいいから、希望と一緒に診断しないと、あまりにもひどいと思います。

本人11（プロフィール：p.613）

Movie »

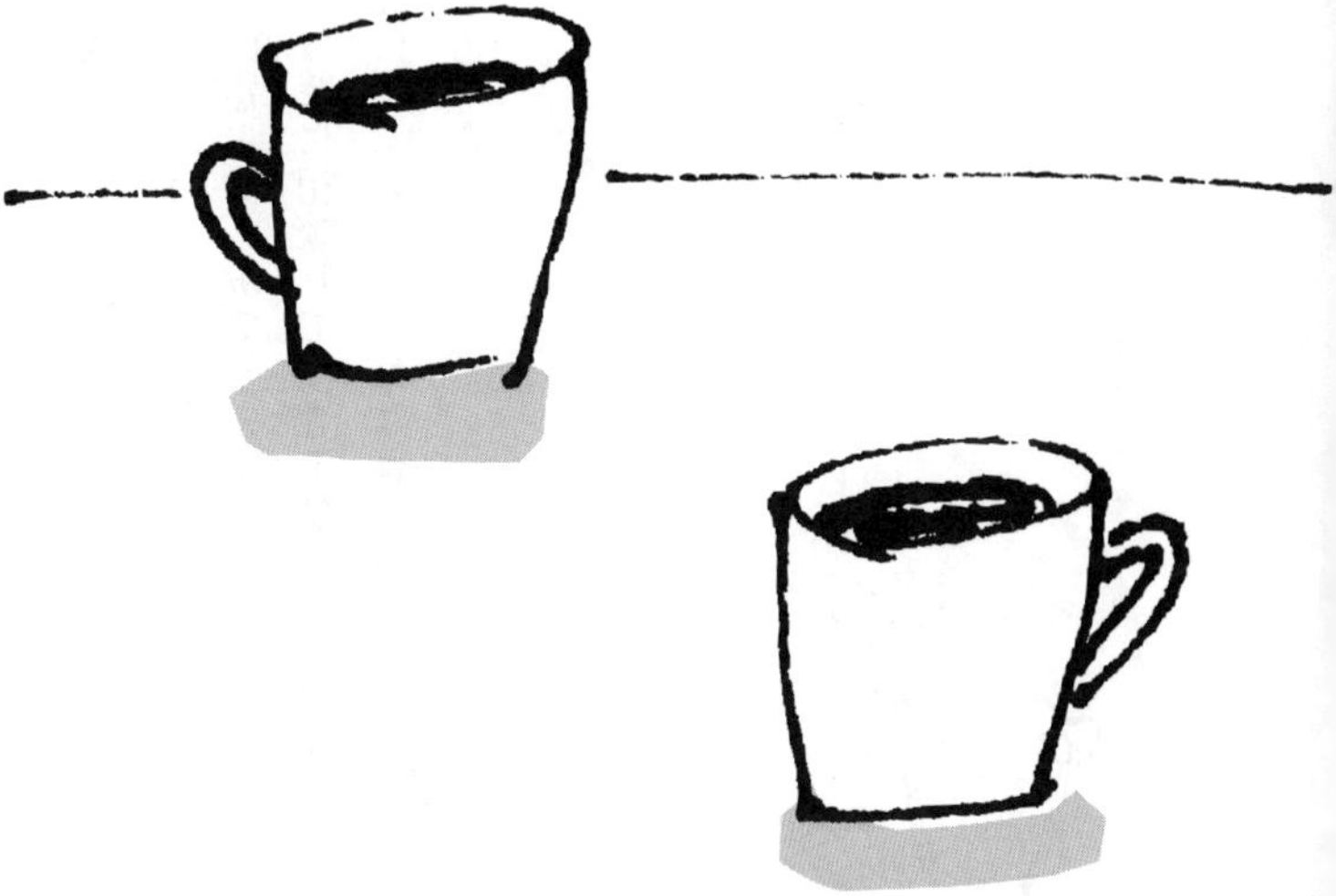

○高齢で認知症と診断された人の気持ち

認知症と診断を受けたときに高齢者本人がどのように受け止めていたかについて、本人や家族の語りを通してうかがい知ることができます。

自分でもの忘れに気づき、かかりつけ医に相談して検査を受け、認知症と診断された人がいる一方、高齢であるが故に少々のもの忘れは普通のことで、それに病名がつくことを不思議だと感じた人もいたようです。

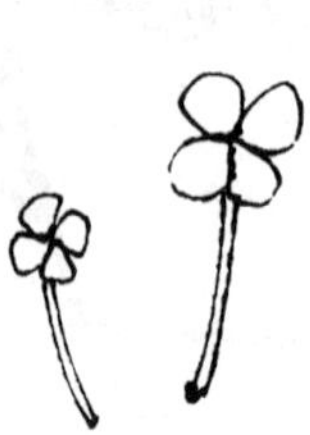

感情表現が控えめで認知症の診断もひとりで受け止めていた母がふと「死にたい」と言った

認知症高齢者本人

語り
028

母はあまりその場その場で、適切にパッパッと感情表現をする性格ではないんです。自分の病気〔レビー小体型認知症〕のことを病院で先生から直接聞いたときの反応も、落ち込んで元気がない様子ではあったんですけれども、そんなにショックで、いかにも思い詰めたようだとか、何も話さなくなってしまったとか、そういう特徴的な感じはなかったです。だけど、ひとりで考えて、じゃ、これからどうしていこうかって出した答えが、「まずは近所の人に言って、理解してもらう」っていうことだったと思うんですね。まあ、とてもショックだったと思いますけれども、ひとりで受け止めて、糸口を探していたんだと思います。

でも、言いましたね、「死にたい」って。主治医からも「アルツハイマーの方は自殺っていうことは考えにくいんですけれども、レビーの場合はそういうこともあり得ますから、ご家族でよく気をつけてください」と言われました。何か事が起こった後では、取り返しがつきませんので、母の気持ちを探るような会話というか、問いかけをこちらからするようにしています。母は自分から感情表現して、「こうだこうだ」って感じの人ではないので、それは気をつけるようにはしています。

介護者35（プロフィール：p.609）

Voice »

認知症と診断され
この先、人に迷惑ばかり
かけるようだったら
早く死んでしまいたい
と思った

認知症高齢者本人

語り 029

認知症という言葉を聞いたとき、最初はもうすごいショックでした。何か他人事みたいに思っていたのが、自分がそうだって言われると、じゃ、この先、どうしようかしら、っていう感じでね。みんなに迷惑かけたりなんかしたら、どうしたらいいのかしらって。そうかといって、自分で努力しても治らないものは、しょうがないなとか、思うんですけどね。

精密検査は、一番最初に、〇〇大〔大学病院〕でやってもらって、それからもう2年ぐらい経っているのかな。だから、「今年、また行こう」って、娘も言っているんです。どの程度進んでいるかを診てもらうの。私も、それが知りたいなと思っているんです。

忘れたということは、自分もあまり気がつかないんですよ。自分に直接関係があることでないとね。人から言われなきゃ、わからない。でも、人から言われると、それはそれでまたショックです。またやっちゃった、って。

――認知症と言われたことに対して、すごいショックだとおっしゃったのですが、何となく受け入れられるようになるまでには、どのぐらい時間が必要だったのでしょうか？

認知症っていうのは、すごい嫌な言葉でね。聞いたときは、すごいショックでした。でも、「忘れる」っていうことは事実ですからね。じゃ、これを忘れないようにするのには、

Voice≫

どうしたらいいのかな、っていう感じはありましたけどね。でも、このまんま、どんどん進んでいって、人に迷惑ばっかりかけているようだったら、もうね、早く死んじゃいたいわ、って、それはありました。最初のうちはね。

だから、自分で生きていくのに、何か理由づけというのか、希望をね、「これをやらなきゃいけないから」っていうようなことを、自分で考えればいいのかな、とかって、そんなことも思ったりしてね。とりあえずは、犬がいるから、犬のために絶対、私は挫折したら困る。あと、謡《うたい》はやりたいから、あれはしなくちゃやって。まあ、そうやって、自分で色々な理由づけをしてね。

したのは確かですけど、みんな自分のためにしか、考えていませんけどね〔笑〕。娘たちがどう思っていたか、知りませんけどね。

本人10（プロフィール：p.612）

若年性認知症と診断された人の家族、高齢で認知症と診断された人の家族、アルツハイマー型以外の認知症という診断を受けた人の家族など、それぞれの立場や年齢などによって、病気を告げられたときの気持ちは異なります。

ここでは、夫または妻として、あるいは子どもや嫁といった立場で、認知症と診断された家族を介護している人の語りを紹介します。

●若年性認知症と診断された人の家族の気持ち

「認知症」と聞くと高齢者の病気というイメージがあり、65歳未満で診断を受けた人たちの家族は大きなショックを受けます。中にはショックのあまり、うつっぽくなってしまう人もいて、気持ちが回復するまでに数年かかる人もいます。また、病気を認めたくなくて、逃げ続けたという人もいます。

一方、病気は受け入れても、病気に伴う生活の変化や関係性の変化を受け入れるのは難しかった、という人も多いようです。

妻はまだ60過ぎなのに認知症で治らないと聞いて、大きなショックを受けた

若年性認知症者の家族

語り 030

（医師から）「残念やけどな、奥さん認知症や。進行性の病気で、もう治らへん」言われてね。それがきつかったんですよね。そんで愕然《がくぜん》としまして。本人自身もね、どうなってんか、あんまりピンと来てなかったと思うんですよ。そやけど、僕自身が「えー」思てね。めちゃめちゃショックを受けましたね。

というのは、やっぱり、妻とは店の開業と同時に縁があって一緒になって、ほんでずっと一緒に苦労してもらって、この先、旅行など色々楽しみもって、自分の趣味でも、仕事でもちょっとやって、楽しくやっていきたいな、っていう感じだったから。店をずっとやってきた、その後の話やから、それはほんまもう、めちゃめちゃショック受けましたね。

その年は色々なところをバタバタしましてね。僕も家内も誕生日が2月なもんで、子どもたちが誕生会やってくれたんですよ。写真もありますけども、とにかくもう、あの人〔妻〕の精一杯の笑顔がね……、もう笑顔じゃないんですよ、うん。〔涙をこらえる〕そやから、それがやっぱり大きな一番のショックでしたね。

介護者13（プロフィール：p.602）

Movie»

夫が若年性認知症と聞き、まさかと思ったうつっぽくなりつらい時期が3か月ほど続いた

若年性認知症者の家族

語り

031

診断の告知は、うちの場合は、本人〔夫〕と会社の方と私がいる目の前で、いきなり「若年性アルツハイマーですね」って言われたんですよ。みんな準備がない状況で〔笑〕。若年性アルツハイマーっていう言葉自体も、自分たちは知らなかった。でも、うすうす「認知症だな」って思っていて。

〔診断を聞いた後〕家に帰ってから、ネットで見たり、書籍で調べたり、友だちとかに聞いたりとかして、「もう治らない病気」ってわかった。その頃ね、テレビでそれに関する色々な番組特集がやられていたりとかして、テレビを見ていると、「ああなるんだろうな」と思って、もうほんとにどうしていいかわからなくて……。

主人の将来のこともそうですけど、子どもたちのことも考えたり、あと、自分もどうしたらいいんだろうって、毎日、ほんと、すごい後ろ向きな感じで、うつのようになりました。ご飯も食べれないし、吐きそうになっちゃったりとかして、毎日めそめそしていたんです、私。それが1か月ぐらいありましたかね。

そこから抜け出すには、1年ぐらいかかりました。告知されてから3か月は、すごいつらかったです。でも、色々な出会いがあって、乗り越えられて、わりと普通のペースになったのは1年ぐらい前だと思います。

介護者03〔プロフィール：p.599〕

Voice »

母が認知症だと聞いて
今までの母は戻らない
生きていても本来の
人間性が失われてしまう
と思うと、悲しかった

若年性認知症者の家族

語り 032

母が認知症だという診断を知ってから1~2年ぐらいは、結構悲しかったですね。

やっぱり今までの母の思い出があったので、それ（母らしさ）がなくなってしまったって、もう戻らないのかな、っていう悲しい思いはありました。

友人に母のことを話しても、（相手は）そんなに重いこととは感じないというか、「まあ、生きてるからいいじゃん」っていうふうな感じに思うのかもしれないんですけどもね。

今考えても、やっぱり、あの、ま、母は生きてはいるんですけど、本人のもともとあった人格とか人間性とか、そういうのは失われてっちゃうっていうようなところが――今現在も残っているところはあるんですけれど――やっぱりちょっと悲しい、っていうのがありますね。

介護者19（プロフィール：p.604）

Movie≫

医師から、妻が認知症で治らないと告げられたすごくショックでその事実から逃げてきた

若年性認知症者の家族

語り 033

先生から、「奥さん、間違いなく認知症や。ぼけが奥さんに始まってますよ」と言われました。私は、家内の年を考えたら、あのとき52やから、「そういうおかしな病気にかかるわけないやろ」っていうもんがあった。

お医者さんに、「先生、この病気、治らんのですか？」って聞くと、先生いわく、「治らんな」という答えだったんですよ。「もうちょっと様子みてみましょ。ひょっとしたら、いいほうに向かうかもわかりませんよ」という言葉が、私、ほしかったんやけど……。

家内は待合室で待ってて、私が先生の診察室に呼ばれまして、まあ、いわゆる認知症宣告を受けたんですけれど、その時点で、私はそういう言葉がものすごくショックで、もう、その言葉がずーっと残ったまま、その認知症から逃げてました。私自身が、「家内がそんな病気にかかるわけないやろ」っていう気のほうが多くて、逃げてる自分がずっとあったと思います。

介護者14（プロフィール：p.602）

Movie »

主人が認知症と診断され不安があったが主人を支える最高の脇役になろうと決意した

若年性認知症者の家族

語り

034

主人がレビー小体型認知症という診断を受けて原因がはっきりしたことで、ある意味ホッとしたんです。はっきりわかれば、原因を取り除けばよい結果につながるので、取組み方法はあるなと思って、一瞬でしたけど「これで道は拓けた」っていう安心感を味わったんですね。

でも次の瞬間、先行きが見えない不安、どういうふうに取り組んでいいかわからない心細さもあって、二人三脚でやっていくしかない、って思いました。

そのとき思い出したのは、結婚するときのふたりの約束。人生それぞれ、一人ひとりが主人公で、輝いて生きられる人生が誰の中にもある。だけど、主人公が光るには、舞台に例えたら脇役が必要だよね。だから、お互いの人生の最高の脇役になり合おうね、っていうのが約束だったんです。

主人がこの状況になって、ふたりで支え合っていくときに、私は当事者を支える介護の立場で、主人は当事者の立場で、身体に故障があったとしても、自分らしく、輝いていく生き方はあるはずだし、それを自分たちなりに精一杯やっていこうって。それこそお互いが、介護の世界、病気療養の世界における最高の脇役になるっていうところで、このレビーにも取り組んでいこう、って決意した日でもあったんです。

介護者33（プロフィール：p.608）

Movie »

本人の前でいきなり「認知症で、治らない」と言われた治らないことは、妻には話してほしくなかった

若年性認知症者の家族

「まさかなあ、認知症でなければええけどな」という思いで、妻をこわごわそういう病院に連れていきました。ところがやっぱり、診察に行ったそのときにもう、認知症いう診断やったんですよ。それで、大きなショックを受けましてね。

語り 035

それも、先生が妻の前でいきなり、「認知症や。進行性の病気で、治らへん」と言われたんです。本人を外して、先生には話してほしかった（笑）。「何で、本人の目の前で先生、言わはるのかな」って思たぐらい。うちの場合はCTだけの検査やったんですよね。それでもう、そういう診断がいきなり出て、「これ、残念やけどな、もう認知症や」言うて。「これは進行性の病気で、もう治らへん」言われてね、それがきつかったんですよ。

まあ、病名はいいとしても、治らないっちゅうことは、あそこまで言うてほしくないよな、やっぱりね。本人に対しては、きつかったんちゃうかな思うね。昔、がん患者本人には、その宣告は言わなかったって。今ははっきり言うてるみたいやけども。

ま、今にしてみれば、結果的にはやっぱり、病名は言うてもらったほうがよかったな、って、思ってますけどね。

介護者13（プロフィール：p.602）

Movie »

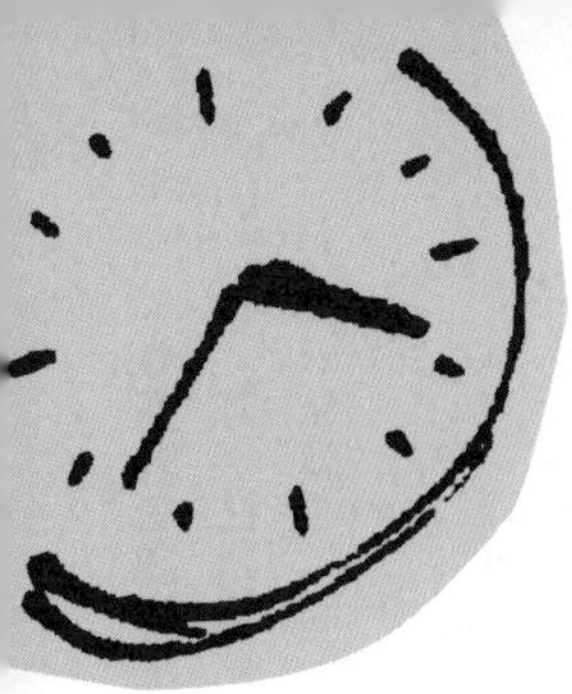

○高齢で認知症と診断された人の家族の気持ち

若年性認知症と診断された人の介護者と比べて、高齢で認知症と診断された人の介護者には、親戚や周囲に認知症の人がいたり、普段の様子から認知症を疑っていたりして、それほどショックを受けなかった、驚かなかったという人が少なくありません。しかしその一方で、高齢の家族であっても認知症を治したいという気持ちが強く、病気と闘おうとしている介護者もいます。

また、夫が認知症になったのは、妻として自分に落ち度があったのではないかとか、母親を山奥で一人暮らしさせたことが認知症の原因ではないかなど、家族が認知症になったことに対して責任を感じている人も多いようです。

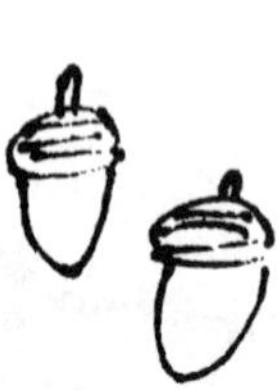

認知症と闘うことばかり考えていたが治すことが難しいとわかり、受け入れようと気持ちを変えた

認知症高齢者の家族

語り 036

母の症状に気づいたときは、「早期発見で治したい」っていう気持ちがすごく強かったので、とにかく早く病院に行こうと思いました。治したいと思った瞬間に、早く病院に行って、いい手当てや改善、悪化しないような処方をしてくれればよくなる、って思っていました。そこが一番強くて。

認知症になったっていうことに関してもまったく抵抗がなくて、認知症と闘っていました。例えばがんだったら、お医者さんによっては治る可能性もあるじゃないですか。だから、そういうのも含めて、やれることを早くやりたい、悪化させたくない、って。病気を撲滅するじゃないですけど、「病気に勝つ」っていう思いがすごく強かったので、受け入れないとか受け入れるとか、そういうことはまったく考えなかったです。まあ、受け入れたけど、「闘う」っていうイメージでしたね。

ただ、色々と調べてみると、やはりなかなか今の医療では難しい部分もあるので、そういった意味では、「何とか悪化させたくないな」という思い、「闘うよりも受け入れる」っていうような感じで、気持ちを変えてきた、っていうところですかね。

介護者09（プロフィール：p.600）

Movie≫

親父の死後
さびしい山奥に
母ひとりを残したことが
病気を進行させた
のだと思う

認知症高齢者の家族

語り 037

うちのおばあさんの（認知症の）DNAはあったにしろ、親父が死んで、そういう山奥で母がひとりになりましたやん。それ、僕、今すごい反省してるんです。

母は、社会的に父親〔夫〕の面倒みなあかんという義務感があって、親父が死んで当初は解放されたやろうけど、結局その後、誰ともしゃべらんみたいなことが、母の病気をものすごい進行させたと思う。僕はそこはね、悪いことしたな、という自責の念はあるんです。

そのときに、やっぱりもっと、どういうんかな、知識があればね。「あのしっかりしたおばあさんやから、ひとりでも普通にやってくやろう」みたいな軽い気持ちでおったんですけど……。だから今は、ものすごい悪いことしたなと思うてます。

介護者10（プロフィール：p.601）

Movie»

読み解く

認知症の人と歩むために医師としてできること

松本一生（ものわすれクリニック・院長、精神科医）

医療の世界に身を置いてから33年が過ぎようとしています。歯科医となった後、寝たきりや認知症の人の家に出向いて口腔ケアをするつもりでしたが、歯科医としてだけでなく医師になってからは、精神医療、特に精神療法（心理療法）を第一選択とする認知症専門医になりました。「認知症はなったら終わりの病気ではなく、なってからが勝負」と言い続けた25年だったと思います。

その言葉には、決して嘘はありません。私の臨床に付き合ってくれた多くの患者さんたちの経過を追うことで、それが事実であることを証明してくれました。

メンタル領域の病気にはある種、診断を受けただけでその当事者や家族が大きなショックを受けるものがあります。精神面の変容がある病気のイメージがそうさせているのでしょう。

認知症にも「これまでできたことができなくなる病気、治らない」といった陰性のイメージが付きまといますが、認知症になっても（精神的に）安定して過ごすことで病気の進行を遅らせることができ、23年にわたり来院してくれているアルツハイマー型認知症の女性もいます。

しかし、一般的には付き合うことができる病気であることを知らず、「なったら終わりの病気である」と思い込んでいることが、診断を受けた際の絶望になっているのでしょう。

私がこれまでに担当した3千人弱の認知症の人は、必ずしも症状の始まりを自覚したわけではありません。自分の病気に気づいた人も、気づかない人もいました。悪化が早い人とそうではない人もいて、経過は多様です。

この違いは、決して本人の努力や介護家族のケアの質の良し悪しで決まるものではありません。病気である以上、どういった経過をたどるかはわからない場合もあるからです。

筆者の「ものわすれ外来」では、初回面接を大切にしようと努力しています。医療機関の受診それ自体が不安を感じている人のこころの傷にならないように配慮しながら、診断を進めなければなりません。覚悟を決めて医療機関を受診したその人に早期の認知症を発見できたとしても、その後のこころのサポートを提供できなければ、それは早期発見、早期絶望になってしまうからです。

そして本人、家族とともに、「何が課題かを検討する一方で、何がまだできるのか」という2つの面を常に考えながら診療を続けています。できない面だけをピックアップして、「そのうち○○なこともできなくなりますよ」といった、突き放したような診断場面では、次の希望につながりません。診断して告知した場合にこそ、希望が残るメッセージを送り続けられることが、臨床の場には求められています。

診断のための検査も、そのときだけの結果でとらえないことが大切です。認知症のように脳が変化する病気であっても、不思議な力がたくさん残ります。例えば、ＭＲＩやＣＴの画像の変化（脳萎縮）があるにもかかわらず、その人の状態が変化することなく以前の力を保っていることはめずらしくありません。

どのような条件下で神経心理検査を受けるかによって、結果がまったく異なる場合もあります。一度だけの検査結果だけを重視して、振り回されないようにしたいものです。

今朝も、レビー小体型認知症の男性が、月に一度の受診をしてきました。彼の診断には3か月かけました。セカンドオピニオンも聞いて、本人の希望により告知を行いました。もう3年前のことです。それ以降、急激な悪化はありません。でも、今朝も私は彼に聞きました。「△△さん、最近は部屋の隅で誰かが走るような幻視体験はありませんか?」

失礼な質問です。そのように聞くことができるのは、彼と私の間に同盟のような関係ができ、許されているからでしょう。彼は笑いながら答えてくれました。

「先生、今、私に見えているのは、目の前にいる貧相な精神科医だけです。」

これだけ言えれば、彼はまだまだ大丈夫。

認知症という難しい病気と向き合う人の横には、誰か伴走者がかたわらを行くことが大切です。医療者として治せなくても、その人が人生を全うできるよう、少しでもかたわらにいて、共に人生を歩む存在が必要です。告知を受けても、その人と家族に「たとえ認知症と言われようと、私はこれからもやっていこう」と思ってもらうために、私には伴走という役割があるのだと確信しています。

認知症の治療

1 薬物療法

認知症の薬物療法には、記憶障害や実行機能障害などの中核症状を改善して少しでも病気の進行を遅らせる治療（抗認知症薬と呼ばれる薬を使用）と、不穏、徘徊、幻視、うつ状態、睡眠障害などの周辺症状★1（行動・心理症状［BPSD］とも呼ばれる）を緩和するための治療があります。

ここでは、認知症の薬物療法に関する語りを紹介します。

●アルツハイマー型認知症と抗認知症薬

抗認知症薬には、アリセプトとその後発品、レミニール、メマリー、貼り薬（貼付剤《ちょうふ》）のリバスタッチとイクセロンがあります（2015年9月現在）。いずれもアルツハイマー型認知症の治療薬として承認されています。

抗認知症薬は記憶障害や実行機能障害（物事を順序立てて行うことができなくなる、単純な動作ができなくなる、など）等の中核症状の進行を抑える薬なので、薬を飲むことで劇的な変化は期待できません。しかし、効果を実感している人もいますし、効いているかはわからないけれども、使用をやめたら悪化するのではないかという不安から使い続けている人もいて、様々なようです。

母は半年ほど前からアリセプトを飲むようになった進行が止まり、表情も以前に戻った感じがする

抗認知症薬の効果

語り 038

半年ぐらい前にちょうど介護認定の更新があったので、おふくろを、今住んでいる地域の精神科医に連れていったんですよ。最初に認知症をジャッジされたお医者さんから違うお医者さんに、お医者さん自体が変わったんで、今までの様子とかを全部伝えました。ほんで、その新しい先生はアリセプト〔p.115参照〕という薬を出されました。

まだ飲み始めて半年経ってるか経ってないかですけど、何か進行がちょっと治まってるかな、っていうふうに思ってるんです。まあ、そこのへんはあんまりはっきり明確にはわからないですが、ちょっと薬が効いてるのかな、という気はせんでもないです。何かね、表情がわりかし……、日によってちゃうんで、ま、僕、月に4回か5回しか会わないからあれなんですけど、前よりも表情はちょっと戻ったかなぁ……。戻ったというか、表情はいいかな、というふうに思う。ま、自分の勝手なイメージかもわかんないですけど、そんな感じはします。

介護者10（プロフィール：p.601）

Movie≫

アリセプトの効果が あるのかはわからないが あの薬をやめたら どうなるのかと思うと すごく怖い

抗認知症薬の効果

語り

039

アリセプトって、合う・合わないがあるじゃないですか。うちは最初から副作用〔p.130参照〕は何もなくて、すごく助かっています。それがあるために飲めない人もいるらしいんですが、うちは全然なかったです。

効果があるかは、わかんないですよね。わからないんですけど、でも、そんなに進んでない気もするし、でも、ちょっとは進んでいるような気もするし、わからないですね、こればっかりは。

ただ、さっきも自分の名前を書いていたと思うんですけど、主人は字はちゃんと書けるし、会話としては成立するんですよ。だから、それで十分かなと思うんですね。逆に、「あの薬をやめちゃったら、どうなるんだろう」っていうのもあって、すごい怖かったりもするんです。

介護者03〔プロフィール：p.599〕

Voice »

メマリーの効果は特に感じていなかったが飲まなくなったらもの忘れがひどくなった

抗認知症薬の効果

語り 040

――最初に「どうも自分は人の名前を忘れたりして変だな」って思ってから、今日まで、忘れやすさに何か変化はありますか？

「だんだん忘れるようになったな」とは思うてたんですけども、メマリーっちゅう薬を飲まんようになったら、急に、忘れることが多くなった。検査の結果、やめたほうがいいんじゃないかっちゅうことで、もうお薬を出してもらえやんようになったんです。

――お薬を出してもらえなくなったことについて、どう思いましたか？

そのときはそんなにもの忘れがひどくなるとは思いませんだもんで、あれですけど……。考えてみたら、あのお薬が今まで効いとったんかなと思う。

――そのお薬をやめて、「もの忘れが前よりもひどくなったな」って思うのは、お薬を飲んでいるときは「調子がよくなったな。前よりも忘れなくなったな」っていう感覚はあったんですね。

薬を飲んどると、それ〔もの忘れの進み方〕が遅なるちゅうか……。よくなったとは感じません。治る薬じゃないもんで。そでけんども、薬がなくなってから気がつきました、今まではあの薬のおかげやったなって。それ飲んでなかったら、もっとずっとその先がひどくなってたかもわかりませんわね。

本人12（プロフィール：p.613）

Movie≫

薬は効いているかちょっとわからないが多分いいんだろうなと思っている

抗認知症薬の効果

語り

041

――今、お薬を飲んでいるのは、やっぱり「飲んでいるとよくなるかな」って思って飲んでいらっしゃるのですか？

はい。

――ご自分でも、「効いてるかな」っていう感じはしますか？

そのへんがね、ちょっとね〔笑〕。わかんないけど、多分、多分……いいんだろうなと思って……。それしか、考え、ね、ほかにね、ないもんね……。だから、はい。

本人03（プロフィール：p.610）

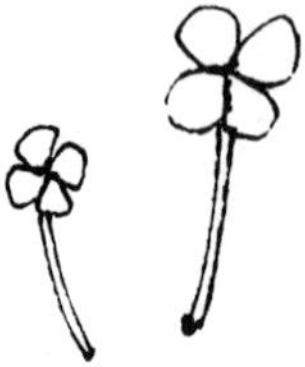

Movie≫

MEMO

抗認知症薬の種類

①アリセプト（一般名：ドネペジル塩酸塩）

アルツハイマー型認知症の治療薬として最初に承認された薬。様々な剤形・容量があり、軽度から重度まで、服用量を変えて幅広く使われる。2014年にレビー小体型認知症の治療薬として追加承認された。主な副作用として、胃腸障害（食欲減退、吐気・嘔吐、下痢等）、パーキンソン症状（p.181）の悪化、興奮症状（怒りっぽい、暴力、暴言等）などがある。高齢者に出現しやすい。

②メマリー（一般名：メマンチン塩酸塩）

中等度から重度の認知症の治療に用いられる。2011年に抗認知症薬として承認された。アリセプトとメマリーは薬の働き方が異なるため、これらを併用することで、認知症の進行に対して効果が期待できるといわれている[1)]。

③レミニール（一般名：ガランタミン臭化水素塩）

軽度から中等度の認知症の治療に用いられる。

④イクセロン／リバスタッチ（一般名：リバスチグミン）

いずれも貼付《ちょうふ》剤（パッチ）。軽度から中等度の認知症の治療に用いられる。

レビー小体型認知症と抗認知症薬

アリセプト、レミニール、リバスタッチ、イクセロンなどのコリンエステラーゼ（アセチルコリン分解酵素）阻害薬★2は、アルツハイマー型認知症の治療薬として保険適用になっていますが、同じ「変性性認知症」であるレビー小体型認知症にも効果があることが報告されています。[2)] アリセプトは2014年にレビー小体型認知症にも保険適用となりました。

レビー小体型認知症の人の場合、薬剤に過剰に反応し、副作用が強く現れるケースもあるため、抗認知症薬の使い方は難しい面もありますが、アルツハイマー型認知症の人よりも効果があるといわれています。

「レビー小体型認知症ならアリセプトです」と医師に言われても受け入れられなかった

抗認知症薬の効果

語り 042

診断される前から、「もしレビー小体型認知症だったら、アリセプトですよ」って、医者に言われてたんですね。でも、アリセプトは、まだその疑いがあるときに飲んだことがあって、具合悪くなっちゃった経験があるんです。だから、アリセプトって言われた瞬間に、主人は「うっ」って感じだったんですよね。受け入れられない。そこで、薬以外のものも含めたあらゆる可能性を広げた対応を求めたら、その大学病院では鼻でフン、っていう感じだったんです。「病院に来て、薬以外の方法？ フン」みたいな。

その対応ぶりで、実は落胆しちゃったんですね。しかも、具合が悪くなったら「アリセプトですよ、可能性を拓くのは」って……。「えー」って、それも受け入れ難くて。だから、すごく重い気持ちで、薬がなかなか入れられなかったんですけど、家族会とかね、いろんな経験値のある方のお話を聞いて、アリセプトが有用な第1選択、その次にっていう第2選択がいくつかある中の1つを、「じゃあ、勇気をもってやってみようか」っていう時期が来たんです。

介護者33（プロフィール：p.608）

Movie»

レビー小体型認知症に抗認知症薬は劇的に効くが副作用が強く現れる人も多い

薬の副作用

語り 043

レビー小体型認知症は、薬剤過敏の方が比較的多い。まったく何ともない方もいらっしゃるんですけどね。うちの父の場合は、非常に過敏なほうだったようです。飲んでみてすぐ、副作用って言っていいのか、症状が出てくるので。父は2004年にレビー小体型認知症って診断されて、当時はまだ、どのお薬がいいかっていうことはほとんど決まってない状況でした。で、アリセプトが出たんですけども、アリセプトはレビー小体型認知症の方に劇的に効くんです。本当に元気になって治っちゃった、と思うぐらい。幻視も軽くなったり、動きもよくなって。

ところがしばらくすると怒りっぽくなったり、よだれが止まらなかったり、胃腸障害が出てきたり、いろんな症状がみられるんです。でも、アリセプトを飲み続けても、何ともない方もいらっしゃる。そこがレビーの難しいところで……。だから、「これがいいですよ」っていうことは言えないので、その人に合ったものを調整していくしかないですね。

今使われているのはほとんど新薬で、メマリー、レミニール、イクセロンパッチ〔p.115参照〕を、家族会の皆さん、それぞれ使われています。その人に合った分量で、使い方も違いますけど、微調節することで、非常に穏やかな日々が続くのは事実です。「レビー小体を消してくれる薬ができないのかな」とか言ってます〔笑〕。 **介護者34**〔プロフィール：p.608〕

Movie »

うつ病と診断され抗うつ剤を始めたとたん血圧低下、失神、過呼吸が生じた。今思えば薬の副作用だったようだ

薬の副作用

語り 044

うつ病と診断されまして、すぐ抗うつ剤が出ました。パキシルという薬だったんですけれども、それを処方するとき、医師が「これは、とてもよく効くすばらしい薬ですから、最初、多少気持ち悪くなることがあっても、しっかり必ず飲み続けてください。2週間ぐらい飲めば、必ず症状が改善されますから、しっかり飲んでください」って言われました。

飲み始めたとたんに、食欲もなくなるし、だから、ふらふらしまして、血圧がものすごく下がったんですね。70とかまで下がって、ちょっと立ってもいられないし、立ち上がったときに失神したんですね。何かうちの中をはって歩いているような状態だったんです。でも、私、その頃、何の病気の知識も薬の知識もなかったもんですから、これもうつ病の症状なのかなぁと思って。じゃ、薬を飲んでさえいればきっと治るんだ、って思って、一生懸命薬を飲んでいたんです。でも、何か飲めば飲むほど、どんどん悪くなりまして。もう、そのうちに手も常時震える、声もほとんど出なくなりました。何か、うん、……何ていうんでかね、こう、かすれて、のどを絞められたような……、自分では一生懸命しゃべっているんですけども、もう、ほんとに、蚊の鳴くような声しか出なくなりました。

もう、ほとんど寝たきりのような、1日中起き上がれずにゴロゴロしているような状態

Movie »

だったんです。過呼吸が始まったり……、はじめてだったんですけれども、「40〔歳〕過ぎて過呼吸になる人はめずらしい」って、言われました。あと、こう、発作的に、すごい不安感や焦燥感や、何とも言えない、身体の中で、何かが暴れ回っているような感じに襲われました。何回もありました。……ほんとに、居ても立ってもいられないって。もう、気が狂いそうな感じになるんです。

当時は、それもうつ病の症状だと思っていたんですが、パキシルをやめたときになくなりましたから、今になって振り返ると、あれもみんな副作用だったんだな、とわかるようになりました。

本人11（プロフィール：p.613）

○周辺症状を緩和するための薬

認知症の人には、脳がうまく働かなくなったために起きる日常生活上の様々な不自由や混乱から、抑うつや妄想、徘徊、暴力といった周囲の人々が対応に困るような周辺症状（行動・心理症状：ＢＰＳＤと呼ばれる）が出ることがあります。これらの症状を緩和する目的で、抗精神病薬、ＳＳＲＩ（選択的セロトニン再取込み阻害剤[★3]〔p.129参照〕）、漢方などの薬剤が使われます。

ただし、認知症のタイプや本人の年齢によっては、激しい副作用が出たり、症状を悪化させる場合があるため、正確な診断と慎重な使用が求められます。

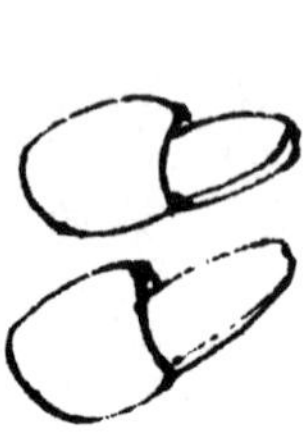

幻視を抑えるための
薬を飲んだとたん
父は動けなくなり
口からよだれを垂らし
廃人のようになった

薬の副作用

語り

045

父親の幻視がものすごくひどくなって、先生に連絡をとったら、幻視を抑える薬っていうことで、グラマリール〔p.129参照〕っていうのが出たんですね。そのグラマリールという薬を飲んだとたんに、父が動けなくなっちゃったんです。もう、口からはよだれが出て、廃人のようになって。「この薬、本当にいいのだろうか？ でも、先生が出してるんだから……」っていうぐらいの認識しか、私、なくて。でも、あまりにもひどくて、横にしたらもう、横になったきり、自分で起き上がれないし、昨日まで歩いてた人が動けなくなるのは、やっぱり薬のせいかな、おかしいな、と思いました。

で、一生懸命ネットで調べたら、たまたま、そのグラマリールで動けなくなった人の話があったので、次のときに先生に、「やっぱりこれ、きつい。父にはよくない」って言ったら、「じゃあ、やめましょう」ということになりました。だからって、ほかの薬が出るわけではないんですけど。

当時は私にも知識がなかったから、「幻視を抑えることは薬でしかできないだろう」ということだったんですね。

介護者34（プロフィール：p.608）

Movie »

強迫的な常同行動を抑えるため、メマリーと抑肝散《よくかんさん》にパキシルを追加したら、突然眠ってしまうようになった

薬の副作用

語り 046

病院で、夫の「どうしてもこれをしなければ」っていう強迫行動を抑えるための薬を出してもらいました。パキシルっていう薬のジェネリックで、パロキセチン。それは本来は、精神的な強迫神経症の人たちのお薬なんだそうです。例えば、手洗いが止まらないとか、お風呂に何時間も入るとか。そういう人たちは、やめたくてもやってしまう。

主人はそういう葛藤はないんですけども、お医者さんは「とりあえず、これもやってみましょう」っていうことで、パロキセチンを1日1回処方してくださったんです。SSRI〔p.129参照〕っていう類ですね。で、メマリー、抑肝散〔p.129参照〕、パロキセチンの合計3つを飲んでいました。

でも、そのSSRIが増えた後は、すごく主人のテンションが下がってしまって、何かやっていても、急に寝ちゃうんですね。デイサービスでも、はしゃいでいたと思ったら突然眠っているというので、1週間後ぐらいにお医者さんのところに行って、2つ目に出た抑肝散というのを今はやめてみて、様子をみています。

介護者31（プロフィール：p.607）

Text≫

MEMO

認知症の周辺症状を緩和するための薬

認知症の周辺症状（BPSD）を緩和する目的で使われる薬には、次のようなものがあります。

①グラマリール（一般名：チアプリド塩酸塩）

定型抗精神病薬[★4]で、異常な怒りっぽさや徘徊などの症状を緩和するために用いられる。主な副作用として、眠気、パーキンソン症状（手足の震え、筋肉のこわばり、運動減少、よだれ、姿勢・歩行障害等）、めまい・ふらつき、口の渇き、発疹等がある。

②SSRI（選択的セロトニン再取込み阻害剤）

抗うつ剤の1つで、前頭側頭型認知症の人に特徴的な繰り返し行動（常同行動）や食べ物に関する異常行動に対して有効だという報告がある。[3] パキシル（パロキセチン塩酸塩水和物）もSSRIの1つ。

③抑肝散《よくかんさん》（漢方）

神経の興奮を収める作用がある。比較的副作用が少ないため、様々なタイプの認知症で、興奮しやすい、怒りっぽい、不眠などの症状を抑えるために用いられる。[4]

○薬物療法の副作用

薬物療法の副作用は個人差が大きく、使ってみないとわからないところがあります。特にレビー小体型認知症の場合は薬剤過敏の人が少なくないので、薬の扱いが非常に難しいですが、それ以外の認知症の人でも、高齢者では副作用が出やすいので注意が必要です。

主な副作用には次のようなものがあります。

- アリセプト：主に吐き気、下痢、興奮がみられる。
- レミニール：主に吐き気がみられる。
- リバスタッチなどの貼り薬：吐き気に加えて、かぶれなどの皮膚症状が出ることがある。
- メマリー：めまいや頭痛、眠気、便秘などの症状がある。

こうした症状が出た場合は、医師と相談して薬の量を調節したり、服用を中止したり、といった対応が求められます。

認知症が進まないようにする薬を飲んだところ母は落ち着きがなくなり普段とは様子が違うようになった

薬の副作用

語り

047

認知症があまり進まないっていう薬を先生から勧められたんです。「飲んでみてください」って言われて、最初少ない量から飲んだんですけど、何か普段とやっぱりちょっと様子がおかしくて、合わない感じでした。その先生は、（義母が入所している施設の）施設長さんが「色々な講演とか聞きに行って、いい先生やから」って勧めてくださったんですけど、母も薬がちょっと合わなかったのか、結局、そんなに長くはかかってませんでしたね。だからまた、元の、もう何年もかかっている神経科の先生のほうに変わりました。

――そのお薬は、どんなところが「違うな」って思われたのですか？

うーん、何かちょっと、落ち着きがないというか……。そのときの説明では、脳をちょっと活性化させる、みたいな感じだったので、「合わない人はよく動き回る」って言ったのかな、何かそんな感じでしたね。ちょっと落ち着きがないような感じだったので、それでちょっと合わないかなと思いました。

介護者24（プロフィール：p.605）

Text≫

抗認知症薬を4種類試したがどれも歩行障害が生じて転んでしまう薬を抜いたらよくなった

薬の副作用

語り 048

アリセプトにしても、メマリーにしても、リバスタッチっていう貼り薬、それとレミニールとか、4種類くらい試したんですけど、全部、歩行障害につながって、直近ではこの夏、主人は3回、救急車で運ばれてるんです。そういうことが続いて、量とかも加減しながらだったんですけど、結局、認知症系の薬が入ると、必ず歩行障害が起きて、足元がこう……。意識障害か、身体の脱力を生み出し、それがパーキンソン症状〔p.181 参照〕のバランスの悪さと相まって、もつれて転倒みたいな。

そういうことを経験してから、量を減らすことをやってみて、最終的に思いきって薬を抜いたら、よみがえってきた、って感じです。もちろん、視覚の感覚がずれて、いすに座り損なったり、色々あるんですけど、そういったことも含めて、今はちょっと落ち着きかけてきたかな。

お薬だけに依存することをはじめから求めてなかったので、介護のできる分野で、お薬以外の、認知症によいといわれる米ぬか活性化療法とか、玄米療法とか、サプリメントをわが家では取り入れることで、症状は落ち着いている、っていう現実があるんです。

介護者33（プロフィール：p.608）

Movie»

［注釈］

★1 「周辺症状」という言葉は、「中核症状」の対語として用いられてきたが、例えば、レビー小体型認知症における幻視などは、「周辺症状」というよりはむしろ中核的な「主症状」であることから、表現として適切ではないという指摘がある。また、「認知症の行動・心理症状（behavioral and psychological symptoms of dementia：BPSD）」という言葉も、いわゆる「問題行動」をすべて病気としての認知症の過程と直接結びつけてとらえている、という点から批判を受けている。

★2 アルツハイマー型認知症の症状は、脳内の神経伝達物質の1つ、アセチルコリンの活性が低くなったために起きると考えられている。コリンエステラーゼ阻害薬は、コリンエステラーゼの活性を阻害し、脳内のアセチルコリンの濃度を上昇させる作用をもつ。

★3 脳内のシナプス（脳神経細胞の継ぎ目にあるわずかな隙間）に放出されたセロトニン（脳内物質の1つ）の再吸収を阻害することによって、うつ症状を改善する抗うつ薬。セロトニンは不安やうつなどの感情を抑制する働きをもつので、セロトニンの不足を解消することで、神経細胞間の情報伝達を正常な状態に近づけることができる。

★4 第1世代の抗精神病薬。従来型抗精神病薬とも呼ばれる。神経伝達物質の1つ、ドパミンの働きを強力に抑制し、陽性症状（考えをまとめられない、幻覚・妄想等）が顕著に改善するが、陰性症状（意欲がわかない、気持ちをうまく表現できない等）を強める、認知機能の障害を引き起こす、運動機能障害（手足の震え、身体が硬くなる等）、月経障害、性機能障害などの副作用が現れることがある。

［引用文献］

1）日本神経学会：認知症疾患治療ガイドライン２０１０、p.239
2）前掲1）、p.307-308
3）前掲1）、p.323
4）前掲1）、p.286, 311

認知症の治療

2

非薬物療法・リハビリ・代替療法

認知症の治療法には、薬物療法のほかに、非薬物療法（p.143 参照）として一括されるものがあります。これらは認知機能障害の進行を抑えるだけでなく、不穏、徘徊、幻視などの周辺症状を抑えたり、日常生活で必要な機能を改善したりすることを目的としています。

ここでは、専門家が行う非薬物療法や、家庭で行われているリハビリテーション、サプリメントやマッサージなどの代替療法に関する語りを紹介します。

○専門家が行う非薬物療法

専門家が行う非薬物療法で保険適用になるものには、精神科を標榜《ひょうぼう》する医療機関で「精神科作業療法」として医療保険の枠組みで行われるものと、デイケア等で介護保険の枠組みで行われる「認知症短期集中リハビリテーション」があります。

保険適用になる療法には医師の処方や指示が必要となりますが、音楽療法など保険が適用になっていないものもあります。

妻がピアノの伴奏に合わせて何曲も歌えることに感動して、涙がこぼれた

音楽療法

語り 049

今ね、家内のうれしい場所ができたんですよ。音楽療法なんです。音楽がいいということは知っとったんですけども、専門に音楽療法があるということは知らなかったんですよね。これもやっぱりね、交流会の仲間からなんですよ。がんや脳卒中のケア、認知症に対しても、すごく熱心にやっておられる先生がいてはるということを聞きまして、早速にお世話になったわけです。

音楽療法いうのはね、どんなんか言うたら、歌を歌うだけじゃなくて、楽器、踊り、その他、色々とその人に合うたものを……レッスンじゃないんですよ。歌によって、昔の記憶を取り戻して、今の記憶に近づけて、生活上でできなかった、忘れてきたこと、それを取り戻すための音楽療法なんです。

「どこまでできるかわかりませんけど、先生、お願いします」って言ったら、「わかりました。ほな、ちょっと様子みましょか」いうことで、「座ってください」と。で、いきなりピアノでダアーッとメドレーで演奏してね。要するに、1日目はどれだけできるかいう、まあ様子見ですね。それで先生は、ピアノずっと弾いていくんですよ。「次からどういうふうにしようか」ということをみるわけですよね。

それがね、僕もびっくりしたんですけど、家内がもう全部歌ってくんですよ。ピアノ伴

Movie »

奏やられるだけでね、何も見ずにして、次から次へと歌っていくんです。童謡から演歌から民謡からね、すべて。ほんまびっくりしました。すごいな、思て。ほんでね、そのときは感動と感激で、もう胸熱くなってね、僕自身も涙こぼしましたけどね。40分間も、相当な曲で、50曲以上、全部歌うんですよ。「ええっ?!」思てね。「お母さん、何でこんな歌えるんや?」言うたら、「何か知らん、出てくる」言うて〔笑〕。出てくるんやで、うん。

ほんで、2~3回通ってるうちにね、本人に自信がついてきて、終わるなり、「お父さん、私、大丈夫やな」言い出してね。「大丈夫。あんた、すごいな。何でそんな歌えるんや?」「歌、歌えるから、もう私、大丈夫やな」「大丈夫や、大丈夫や」言うてね。それからずっと続けて、3か月終わったとこです。自信ついてね、そこ行くのがものすごく楽しい。部屋出るときには「私、大丈夫よね」って、いつもそれ言うて帰ってます。そやから、それがね、やっぱり僕に対してもものすごくプラスです。

家内があるとき、しょげて、沈み込んで、「私、何でこんなやろ。みんなに迷惑かけてばっかしな」言うから、「お母さん、大丈夫や。そんな心配するなよ、な。おかしいもんが何で、あんだけ歌、歌えるんや。そやろ」「あ、そやな。私、歌えるもんな」「そうやんか、そんなもん、あんた全然心配ないし。んな、おかしなったもんがな、あんだけ歌、歌えるはず

Movie »

ないよ」言うて。僕のね、1つの励ましの言葉になってます。

そやから、今ここにいい薬があれば、それはそれに越したことないんですけども、やっぱり薬では難しい。ほんなら、僕が思うのは、やっぱり環境やろうということでね。そういう心がやわらぐものを取り入れていけば、何とか希望も出るんやないかということでね。これは本当にもう、僕のこの病気に対しての人生体験で、ほんまに思いますね。

僕も随分、これで自信もってんですよ。今の家内の状態を「どういうふうに変わりましたか?」ってよう聞かれんですけども、3か月間終わりましたけれども、元気が出た、いうんかね。交流会行っててもね、僕は聞いてるんだけども、家内は今まで、短い言葉で繰り返し繰り返しの話やったんですよ。「私はダメ人間でね、どうのこうの」っていう繰り返しやったんです。けども最近ね、ちょっと話の内容が変わって、話すことも長くなってきてね、変わってきてんですよ。へぇーって思ってね。ほんで、先生に「話し方が変わりましてね。理解力ができたような感じするんですよ」言うたら、「ああ、そうですか、よかったですね」って。家の生活面でも、動きがね、活発になってるんですよ。

介護者13（プロフィール：p.602）

MEMO

非薬物療法とは

認知症の治療として行う非薬物療法は、認知機能障害の進行を抑えるだけでなく、不穏、徘徊、幻視などの周辺症状を抑えたり、日常生活で必要な機能を改善したりすることを目的としています。「認知症疾患治療ガイドライン2010」では、手術を除いた心理学的なもの、認知訓練的なもの、運動や音楽等、芸術的なものを非薬物療法としています。[1)] 主なものに、バリデーション療法、[★1] リアリティオリエンテーション、[★2] 回想法、音楽療法、認知刺激療法、運動療法などの心理社会的療法と、日常生活動作の維持・向上を目指すリハビリテーションがあります。

これらの療法がどのタイプの認知症に適しているか、どの程度の効果を期待できるかについては、まだ十分な科学的検証が行われているとはいえません。

★1 認知症の人が騒いだり、徘徊したりすることにも「意味がある」としてとらえ、その理由を考えて、共感し、接することに重点を置く手法。

★2 今日は何月何日か、何曜日か、今いる場所はどこかなど、基本的な情報を何度も確認することで、現実認識を深めることを目的とする手法。

○家庭で行われているリハビリテーション

多くの認知症本人や家族が、医師や専門家のアドバイスをもとに、自分たちでも工夫したりして、様々な療法やリハビリテーションに挑戦しています。認知症初期の人では、芸術・音楽療法やペット療法、水泳・ウォーキング・リズム体操などの運動療法、折り紙や編み物などの手作業、園芸療法などを、認知機能を維持するために日常生活に取り入れているようです。

これらは認知症の進行を遅らせることを目的としているので、それで何か画期的な変化を期待することは難しいですが、一定の効果を感じる人もいます。

一方、家族は少しでも認知機能の低下を遅らせたいと思って、いわゆる認知症予防のための「脳トレーニング」や「大人のドリル」の類を本人に勧めることも多いようですが、これらは本来、認知機能がまだそれほど低下していない人が自ら進んでやるためのものですので、本人が望まないのに、周囲の人間が無理やりやらせると、効果は期待できないどころか、むしろ逆に本人の不安を強くさせ、不穏や暴力などの周辺症状を悪化させる恐れもあります。

認知症予防のために始めた一行日記にある日、「ありがとう」という主人の言葉が書いてあった

家庭で行うリハビリテーション

語り 050

最近、認知症に関することをよくテレビでやってるでしょう。先般も「認知症に効果が出てくる7か条」っていうのがあって、散歩をしましょう、交通機関を利用しましょう、一口日記〔一行日記のこと〕を毎日書く、おしゃれをする、新聞を声を出して読む、それから、うーんと、何やったね……、交友環境を広める。それからお料理。お料理が一番頭にはいいって。この7項目を書いて、主人に見せたのね。そんなもんね、全然見向きもしないけれども。

最近ね、主人は散歩、ひとりでは絶対できないんですよ。でも、私の同級生が〔家の〕近くにいて、毎日、呼びに来てくださるんです。その他の人も、「散歩しよう、散歩しなあかん」って、毎日3時か4時頃に、4キロ弱のところへ連れていってくださるの。そういうのが毎日続いているもんで、それですごく変わってきて。

暮れからね、一口日記も始めました。私が「頼む、一口でいいから」ってノート与えたんですけど、主人は全然書かなかったんです。この前「書いてくれたら、私が給油します」って書いたら、チョチョチョチョと「給油してくれてありがとう」って書いてあった。「あんた、ありがとうって言ってくれたの。うれしいわ」って私も書いて……。でも、私は続けてずっと書いているけど、まだ主人は全然書けてない。

介護者02（プロフィール：p.598）

認知機能が落ちないよう練習帳やドリルや運動をさせてみたが母が抵抗したのでやめてしまった

家庭で行うリハビリテーション

語り 051

――最初に「認知症と闘う」って思ったとき、試されたことはありますか?

ありますよ、もういっぱい。大人の練習帳とか、ドリルを買ってきたりとか。朝、毎日私の出勤の前に散歩に行ったりとか。あとは、私が帰ってきてから、夜にちょっと身体を動かすようなことを、スタジオみたいにしてストレッチとかリズム体操やったり、機能を落とさないようにすることをしたり。母親は母親で、自分もちょっと自覚があったので、編み物。編み物すごい得意なので、「手先を動かすといいのよね」っていう感じでやったりとか。今思えば、そういう「やっちゃいけない」というようなことは、結構やってた。子どもに宿題をやらせるのと同じように、帰ってきたら、「今日、やったの?」っていうような形でやらせてしまっていましたね。

――「子どもにやらせるようなことをやってしまってた」っておっしゃいましたけど、お母様はそれに対して抵抗感はなかったのですか?

とても強くありました。全然やらなかったですね、「明日やるから」とか言って。練習帳とか計算ドリルとか、脳を若返らせる何とかとか、そういうことはほとんどやんなかったです。運動は、私がすごい早く起きて、「行くよ」って言っても、「いい」って言われちゃうので、続かなくなってやめてしまいました。

介護者09(プロフィール:p.600)

Movie≫

昔ドリルを
やっていたけど
あれは一番嫌い
もう絶対やらない

家庭で行うリハビリテーション

語り

052

――「こういうことをやったら、よくなるかな」と思って、試していることって、ありますか？

あんまりないですね。はい。

――昔はドリルとか、やりましたか？

あれはもう、あれは一番嫌い。一番嫌い、ほんとに。

――もうやらない？

うん。絶対やらない。ああ、あれだけはやめてほしいな。

――ほかの人もじゃあ、ああいうことをやらされたら、かわいそうですね。

うん、そうだと思いますね。はい。

本人03（プロフィール：p.610）

Movie»

進行を遅らせるものは薬以外にないと言うが漢方やツボの刺激など実際にはやれることはいくらでもある

家庭で行うリハビリテーション

語り 053

私も「この症状を何とかしなくちゃ」と思って、いろんなことをしました。例えば、漢方の専門の病院に行ったり、それはすごく効果がありました。なかなか、自分に合う漢方薬に行きあたるまでが大変。もう、これもダメ、あれもダメ、それもダメ、って次々とやって。でも、もちろん、認知症の根治療にはならないんですけれども。

例えば、私、冷えがすごくひどくて。真夏でも寒くて、汗も出なくてっていう、あれが大変だった。それがその漢方薬ですごく改善されて、汗も出るようになったり、とても楽になりました。

あと、お灸とか、ま、鍼灸ですね。お金があれば、そういうところに行ってやってもらうんですけども、自分で一生懸命、プロが読むような本で調べて、そこに自分でお灸をするとかいうことをしまして、それもすごく効果があるっていうことがわかりました。身体も楽になりますし、例えば意識障害を起こして、ちょっともうろうとしてきたときも、ツボの刺激で治ったりするんですね。それも自分でわかりましたし。あと、運動なんかもすごく効果があります。軽い運動ですけれども、すごく体調がよくなりますし。

診断されたときに、「私の病気の進行を遅らせるために、何ができますか」って（医師に）

Movie »

聞いたら、「……ないんですよ」って言われたんですよね。「進行を遅らせるものがない」と。で、ただ「今までどおりの生活をしてください」って。「今までどおりの生活をしてください」って言われても、もう仕事もできませんし、それはちょっと無理なんですよね。

でも、「あ、違うんだな」って思った。進行を遅らせるもの、症状をよくするものはいくらでもある。何か、こう、「ああ、気持ちがいい」とか、「ああ、楽しい」とか、すばらしい絵を見て、感動するとか、「ああ、すばらしい」って、美しい景色を見たり花を見たりして感動したりすると、体調がよくなるんですね。……何か脳にそういう物質が出ているんだと思うんですけれども。なので、いくらでも、何とでもできるんだっていうことが、自分でよくわかりました。

本人11（プロフィール：p.613）

○周辺症状に対する代替療法

ある程度病気が進行してくると、本人が自発的にリハビリテーションをやることを期待するのが難しくなってきます。この段階になると、認知機能の改善というよりは、徘徊や不穏、妄想などの周辺症状を抑えることが主たる目的となり、アロマセラピー、マッサージ、サプリメント、玄米菜食の食事療法など、様々な代替療法が提案されています。

ただし、経験的にある人に効果があったという療法でも、いまだに信頼性の高い科学的な根拠はありませんので、ほかの人にも効くとは限りません。健康食品の安全性や有効性については、国立健康・栄養研究所のウェブサイト「『健康食品』の安全性・有効性情報」(https://hfnet.nih.go.jp)をご参照ください。

母が病院を嫌がるので脳にいいという糖鎖のサプリを毎日飲ませたが飲みにくい上、高いので続かなかった

代替療法

語り 054

今度、母を町の病院に連れていったんですけど、精神科なんですよね。そうすると、「何で私がこんな精神科なんかに来なくちゃいけないんだ」って言って、お医者さんに何か聞かれても、もうすごい攻撃的なんです。返事しなかったりとか。そういうような状態が続いたんで、「病院に連れていっても、効果ないのかな」っていうふうに思いました。

そのときにね、糖の鎖って書いて「糖鎖」っていうのが脳にいいって聞いて、その糖鎖を使ったサプリがあるっていうので、取り寄せて飲ませました。1か月に3種類ぐらい、毎日朝、昼、晩って飲むんですけども、外国製だったので、粒が大きくて飲むのが大変でした。それに、毎食後に飲むっていうのでね、薬と間違えるんですよ。で、母と喧嘩の連続で……。結構高かったんですよね、そのサプリ。何か月か飲んで、もう本当に疲れました。

介護者11（プロフィール：p.601）

Movie »

妻の手足を朝晩マッサージしていたら脳に変化があったのか表情がよくなってきた

代替療法

語り 055

訪問リハの先生に妻の下半身をマッサージしていただくのはいいんやけど、毎日毎日「足、冷たい。手、冷たい」ということであると、やはりそれが気になって。で、今、朝10分ほど、晩はお風呂入る前に20分ほど、足元から大腿部、腕のほうも、手先から肩越しあたりまで、僕がマッサージしてます。
毎日、マッサージをすることによって、家内にやっぱり変化が出てきた。要するに、いらない老廃物が血の流れによって発散するのと、触れ合うことによって、家内の表情がよくなってきたんです。やはり脳に変化があったのか、体重にも変化が出てきています。

介護者14（プロフィール：p.602）

Movie »

〔引用文献〕

1）日本神経学会：認知症疾患治療ガイドライン2010、p.115-116

読み解く

認知症と薬、ケアの情報を生かすこと

松本一生（ものわすれクリニック・院長、精神科医）

私の立場は精神科医です。日々の臨床では、抗認知症薬と並んで少量の向精神薬を処方します。同じ認知症専門医でも、神経内科出身の専門医と精神科医では得意な分野が異なりますが、私のような精神科医は、認知症のために起きる行動・心理症状（ＢＰＳＤ）への対応を求められることが数多くあります。

安定剤系統の薬を使う場合、効きすぎると過剰な鎮静になってしまったり、ぐったりしてしまい、「薬による抑制」と言われても仕方がないような状態に認知症の人を追い込んでしまうこともあります。

私が常に気をつけているのは、できるかぎり安定剤系統の薬を少なくするために、介護現場からの情報をフィードバックしてもらうことです。診療という限られた時間の中で判断する処方が、その後、その人の日常でどのように効いたか、または効きすぎたか、生活面の変化をいち早く伝えてもらい、その情報を生かすことが大切です。

私はかねてより、薬物療法と非薬物療法のどちらを選択するか、といった考え方をしていません。薬は効く人にはある程度効果がありますが、それも神経伝達物質の「後押し」をしている程度の働きで、認知症の根本治療薬ではないため、「効いている手ごたえを感じるかぎり」使うようにしています。

本書の語りの中にも出てくる薬の影響としての「易怒性」も、その人のそのときの状態に対しては易怒性を出したかもしれませんが、別の時期、例えば少し気分が沈んだときにその薬の側面が効果を出せば、「ほがらかになった」というまったく別の印象になるのです。中心をなす概念は、「薬は使っても使わなくても、ちゃんと治療ができる」というイメージを忘れないことでしょう。

また、昼夜逆転で混乱している認知症の人には、抗認知症薬を控えて、しばらくは薬を使わないで経過をみる場合もあります。さらに混乱が激しくなれば、向精神薬による安定化が必要になることも見定めなければなりません。介護家族の「何が何でも薬は悪である」との意見から、薬をいっさい処方せずに放置したことで、認知症の人が急激に悪化してしまった例も経験しました。

現在、私が担当している約千人の受診者の中で、およそ200人には薬の処方をしていません。その人にとって回想法が適応であれば回想法を、音楽療法が適応ならばそちらの専門家に、という具合に、色々な専門家どうしが連携することから、「非薬物」的アプローチが効果的に働くことを目指しています。

認知症における「治療」とは、感染症のように病原菌を駆逐することではありません。外科手術のように不具合の部分を切除しきることもできません。特に、加齢による心身の衰えは無視できず、人は認知症であろうと、まだ認知症になっていなくても、年月の経過とともに少しずつ「坂を下っていく」ものです。

そこに認知症という疾患が加わることで、より下り坂は急勾配になります。我々のように認知症を「治療」したいと願っているものは皆、その下り坂を少しでも緩やかなものとして、その人の人生が天寿を全うするのに近いカーブを描けることを目指している、といっても過言ではありません。

かつて、歳の離れた同級生に、「先生はどうして、そんな認知症のような治せない病気を専門にしたいのですか？ 医者として負け続けることになりませんか？」と聞かれたことがあります。その同級生は食道がん専門の外科医で、いまやこの国にいなくてはいけない名医になりました。彼の役割はそこにあります。そして私のように、病気は治せなくても、その人や家族を見守り続け、共に人生を送っていく役目の医者もいます。私はそのような日々を医療の敗北とは思いません。認知症と向き合い、嘆きながら、それでも生きることの希望から逃げない人のために人生を共にすること、それこそが唯一、私の人生をかけた役割なのです。

認知症の症状とどう付き合うか

1

認知症のタイプと症状の違い

「認知症」というと、まずアルツハイマー病を思い浮かべますが、広い意味での認知症に対してアルツハイマー型認知症が占める割合は50~60%といわれています。ほかに、脳血管性認知症、レビー小体型認知症、前頭側頭型認知症、正常圧水頭症など様々な種類の認知症があり、それらが合併する混合型もあります。認知症の種類によって、症状、治療、ケアの仕方は大きく異なるため、正しい診断を得る必要があります。ここでは、それぞれのタイプの認知症の症状について、家族介護者の語りを紹介します。

●アルツハイマー型認知症

脳にアミロイドβやタウと呼ばれる特殊なたんぱく質がたまることで、正常な神経細胞が壊れ、脳が萎縮していく「変性性認知症」です。加齢や遺伝のほか、糖尿病や高血圧の人がなりやすいことが、科学的に証明されています。

認知症の中で数が最も多く、若年性の場合は40代から発症することもあります。記憶の障害から始まり、症状は徐々に進行していきます。

アルツハイマー型認知症と脳血管性認知症は、合併することも多いです。

●脳血管性認知症

脳梗塞や脳出血などの脳の血管に起こる事象が原因で脳の機能が低下することにより、認知症が発症します。血管障害の部位や強さ、大きさによって、症状の出方や程度は異なります。めまい、しびれ、言語障害、麻痺、感情失禁（涙もろくなる）、知的能力の低下、判断力の低下などが表れますが、発現にはムラがあります。原因となる脳血管障害を早期に治療してリハビリを行うこと、糖尿病や高血圧などの生活習慣病をうまく治療していくことで、症状の進行を抑えることもできます。

●レビー小体型認知症

大脳皮質にレビー小体と呼ばれる異常なたんぱく質がたまることで、脳が萎縮することが原因で起こります。レビー小体型認知症もアルツハイマー型認知症と同じ「変性性認知症」の一種で、似たような症状が現れますが、初期症状に幻視がみられることが最大の違いです。他のタイプの認知症とは異なる特徴的な症状（幻視、パーキンソン症状★1、レム睡眠行動障害★2など）があります。

早期に診断され、適切な治療が行われれば、症状の改善が期待できます。

○前頭側頭型認知症（ピック病など）

アルツハイマー型認知症と同じ「変性性認知症」ですが、脳の萎縮する部位が異なり、前頭葉（意志や思考、感情などをコントロールする）や側頭葉前方（聴覚や味覚、記憶や判断力にかかわる）の萎縮が目立ちます。主な症状は人格障害と記憶障害です。多くは初老期に発症し、10年以上かけてゆっくり進行します。

代表的なものが「ピック病」で、比較的若い年齢での発症が多いです。自己抑制が効かなくなり、感情鈍麻（他人の気持ちを慮《おもんばか》ったり、感情移入することができない）という症状が現れ、自己中心的な行動がみられます。毎日同じ道順で散歩する、同じものを食べる（食行動異常）、同じ行動を繰り返す（常同行動）などが特徴です。

○正常圧水頭症

何らかの理由で髄液の循環・吸収が障害され、脳が圧迫されることで、認知症のような症状が起こります。少し足を開き気味で歩く、小股でよちよち歩く、すり足になるなどの歩行障害と、頻尿や尿失禁などのトイレのトラブルが特徴的です。手術で細いチューブ（シャント）を体内に埋め込み、たまった髄液を身体のほかの部分（腹腔）に流すことで、症状は高い確率で改善します。

脳血管性認知症の父は理解力はあるが5分前のことを忘れるアルツハイマー型の母は理解力そのものが落ちた

脳血管性認知症とアルツハイマー型認知症

語り 056

確かにね、脳血管性認知症の父とアルツハイマー型認知症の母とは全然違います。父は、傍《はた》から見ると、どこも悪くないように見えます。電話の受け答えはしっかりしているし、そのときそのときの理解力はすごくあるんですよね[★3]。政治討論会なんかもね、ちゃんとわかりますし。

でも、5分前のことを忘れているもんですから、ダメといいますかね。知らない人が見ると、「え、この人、何もわからないんじゃないか」と思って、下に見られたりする。言葉遣いも、「このおじいちゃんは、もう何もわからないおじいちゃんなんだわ」っていうことでね、そういう言葉遣いされることもあるんですけど、そういうのはやっぱり間違いですよね。そのときは、私たち以上に脳はクリアになっていて、すごく理解力はありますから。

ただ、母に関しては、やっぱり理解力そのものが落ちてきてますね。

ですから、認知症にもいろんなタイプがあるんだな、っていうことを勉強させていただきました。

介護者01（プロフィール：p.598）

脳血管性認知症の父は脳梗塞発症後に会った人のことは覚えていないが数字系に強く食事の内容も覚えている

脳血管性認知症

語り 057

父親は53歳のときに脳梗塞で倒れたのですが、倒れる前に会った私の友だちのことは覚えているんです。「どこどこの○○ちゃんだね」みたいに。でも、私が社会人になってから出会った友だちのことは覚えていないんです。それに、うちは自営業なのですが、父が倒れた後に入った従業員さんが、お子さんを産むというので辞めて、ある日、里帰りで来てくれたときに、彼女のことを忘れていました。

でも、数字系は強くて、いつ何をしたって、意外に覚えているんです、びっくりするぐらい。食事も覚えていますね。今日、デイ（ケア施設）で何を食べたかも覚えていますし。

……ただ、細かく聞いていくと、季節はわからないようです。いつ聞いても「秋」って言うんです。

介護者32（プロフィール：p.608）

Text≫

レビー小体型の父は自己がしっかりあったアルツハイマー型の母は本来の姿が消えてしまったようだ

レビー小体型認知症とアルツハイマー型認知症

語り 058

アルツハイマー型（認知症）の母とレビー小体型（認知症）の父をみて、レビーだった父は最後まで本人がいたんですね。「自己」って言ったらおかしいですけど、本人がしっかりいて、きちっとコミュニケーションができていた。

アルツハイマーの母は、よく話せるし、父のように小声にもならないし、幻視もほとんど見ない。でも、母は母ではあるんですけど、母じゃないんですよ。母らしさはあるんだけど、本来の母っていうのはどこかに消えてしまったんです。それをすごく感じるんですね。もちろんこれはうちの母と父の場合なので、皆さんそれぞれ感じ方は違うかもしれないけれども、やっぱり違うと思いましたね。

例えば病院の検査でも、母はＭＲＩで「動かないで静かにしてください」って言われても、絶対無理。「早く出して」って騒ぎます。ところが父に、「今日は脳の検査でＭＲＩを撮るから、動かないで、じっと頑張ってね」って言うと、動かずにきちっと検査を終了できる。胃カメラの検査のときも、「今日はこれを飲むから、頑張って」って、朝からずっと説明して、病院に行っても間際まで説明すると、きちっとできるんですよ。レビー小体型認知症の方の理解力はかなり高いので、決してどんどんわからなくなっていく状況ではないっていうことを、皆さんにも知ってもらいたいと思います。**介護者34**（プロフィール：p.608）

Movie»

レビー小体型の夫はもの忘れはなかったが持った物を頻繁に落とすパーキンソン症状が最初に現れた

レビー小体型認知症

語り 059

うちの場合はもの忘れはなかったけど、レビー小体型（認知症）はとにかくパーキンソン症状が現れるんですよね。持った物を落としたり、そういうことがありました。親戚が神道だから、葬式のときに榊をこう（玉串拝礼のしぐさ）やるわけ。それができなくて、ポトンと落としちゃったんですよ。それで妹に「あんた、そんなこともできないの」って言われて。自分はもうできないだのわかっとって、それがショックだったみたいですね。妹はわからんもんで、それでかなりきつく言っとったで。

自分では悩んでいて、私が妹に事情を話したら、「お姉さん、悪かったね」って謝ったけどね。それが最初だったね。……茶碗を持っても落としたり、スプーンもね。

介護者37（プロフィール：p.609）

Text»

ゴミ出しルール違反者に対する夫の抗議がエスカレートしていた病院で調べてもらったらピック病と診断された

前頭側頭型認知症

語り 060

家の前が三叉路でごみの収集所になっているんですが、すごくごみが散らかっていて、カラスが来たりしていたんです。

そのへんのところを主人は非常に憂いて、きれいにしていこうという中で、規則を守らないある特定の人がいたんです。主人はその人に手紙を書いたりクレームをつけたり、それがどんどんエスカレートしてしまって、逆にその人からクレームがついて、うまく言えないんですけども、問題行動になってしまったんですね。抗議しすぎ、いきすぎっていうんでしょうか。手紙を書きすぎたというので、調べられてしまったりして。迷惑防止条例に触れるんではないかと。

でも、主人はそのとき、「僕は何も悪いことをしていない」「正しいことをしているんだ」と言う。はっと我に返って、(これはいきすぎかもしれないと)葛藤を生じる、っていうところがなくって。

「病院に行ったほうがいいんじゃないか」と勧められて、調べてもらいました。そこで問診で言われたんです。「ピック病ではなかろうか」と。

介護者31(プロフィール：p.607)

Text»

散歩してフライドチキンを買い、ビールを飲みながら受験勉強して夕方また散歩に行って寝るのが夫の日課だった

前頭側頭型認知症

語り

061

何時に起きて、どこに行くというのは、ピック病の病気の特性らしいのですが、主人にも決まった生活がありました。

最初はドライブによく行っていたんですが、ちょっとドライブも危ないかな、と思い始めて。私も同乗していたんですけども、１日中一緒に乗っているわけにもいかないんで。

主人の日課は、午前中がドライブで、いったん家に帰って散歩に行き、フライドチキンを買ってきて、ビールを飲みながら、ＤＶＤを観ながら、資格をとる勉強をする。で、また夕方、ちょっと散歩に行って寝る、という生活が定着していました。

ただ、今はドライブはもうやめさせようと思って、鍵を取り上げているので、車には乗れないんですが、その分よく歩いているんですね。

介護者31（プロフィール：p.607）

Text»

夫は正常圧水頭症と診断された医者に夫の歩き方がおかしいと言われたが自分には普通に見えた

正常圧水頭症

語り 062

私がおかしいなと思ったのは、夫にもの忘れが始まった頃ですね。買い物に行って、何を買いに行ったのか忘れてしまって、ほかの物を買ってきたということがありましてね。それで、自分も少しおかしいと思ったらしくって。ずっと循環器のお医者さんにかかってたんですけど、もの忘れが激しいっていうことを申し上げたら、神経内科かしら、そちらで診察をしていただいた、というようなことです。もの忘れぐらいで、私も年齢的なものというふうにも考えてましたから、あんまり重くも思っておりませんでしたね。

その結果、正常圧水頭症というご診断をいただきました。で、「ほら、ほら、あの歩き方がおかしいだろ」って、お医者さんがおっしゃるんですけど、私にはどうしても普通に見えたの。★4 そうして、これはだんだん認知症が進んで、それから、尿失禁が強くなる、っていうようなお話を先生からいただきました。「歩き方、歩き方」っておっしゃるのが、どうしても、私、不思議に思いましてね。

介護者29（プロフィール：p.606）

Voice≫

〔注釈〕

★1　パーキンソン症状とは、筋肉がこわばって、動きが鈍くなったり、硬直したりする、手足が震える、姿勢が前かがみで猫背になる、とても小さな声しか出なくなるなど、パーキンソン病にみられるような症状をいう。

★2　睡眠には、急速な眼球運動を伴うレム睡眠と、ゆっくりと目が動いているノンレム睡眠がある。通常の睡眠では、ノンレム睡眠とレム睡眠が1つの単位を形成し、80～120分ごとに、一晩で3～5回繰り返されている。一般的に、夢をみる睡眠であるレム睡眠時には、筋肉が弛緩して動かなくなるのが特徴的であるが、レム睡眠行動障害では、レム睡眠時に身体が動くようになるため、不快感や恐怖感を伴う夢の中で大声を上げ、起き上がったり、手足を激しく動かしたりすることがある。比較的高齢の男性に多い。

★3　脳血管性認知症は、記憶力・理解力・判断力などの認知能力がすべて障害されるのではなく、その一部が低下している場合があり、まだら状だという特徴がある。

★4　正常圧水頭症の人にみられる歩行障害は、特に高齢者の場合は高齢による症状にも似ているため、少しずつ歩き方に症状が現れていても、毎日一緒に過ごしている家族は気づきにくいことがある。

認知症の症状とどう付き合うか

2

認知機能の変化

記憶・時間・空間・言語など

多くの認知症の人に共通してみられる中核症状は、脳の細胞が壊れることが直接的な原因となって起こります。

ここでは、認知症の中核症状にまつわる家族介護者の語りを紹介します。

認知症の中核症状には、次のようなものがあります。

- 記憶障害：もの忘れの範囲を超えて記憶が欠落し、日常生活に支障を来たす。
- 時間認知の障害：日時や時刻、季節などを把握する機能に障害が出てくる。
- 空間認知の障害：物と物との距離や位置関係の把握が難しくなる、字がきれいに書けなくなる、など。
- 臭覚・味覚障害：においがわからなくなり、味覚にも影響が出る。
- 関係性認知の障害：家族の名前や身近な人との関係性についての記憶があいまいになってくる。
- 実行機能障害：物事を順序立てて効率よく行うことが難しくなる、それまでできていた単純な動作ができなくなる、など。
- その他：失書・失読、失語など。

町内行事の日にちを間違えた夫は他人の家のカレンダーや新聞の日付が間違っていると言い張る

記憶障害

語り 063

夫は町のほうで長年役員やってきたもんで、（その功績に対して）去年の11月1日に表彰式があったんね。そのときなんか、やっぱり自分の昔のイメージがすごくあるもんで、10月の15日から、毎日スーツ着て出かけるんですよ。夜中から起きてきて、着替えして。招待状をこうやって誰にでも見せてね、「今日、表彰式って書いてあるで」って。「違うって、これは11月1日やで」と言っても、「そんなことねえ」って言い張る。でも、みんなほかっていかる（ほおっている）けども……。そういうふうでね、もう15日間、毎日そうでした。

その月にちょうど町内の老人会の旅行があるって言ったときも、10月の末でしたのに、夫は旅行の案内を見せてもらったら、その日から5日間ぐらい、毎日出かけたり、役員さんとこへ聞きに行くの。「違うよ。まんだ先なんで、私がちゃんとその日を教えてあげるでいい」って言っても、もう頭ん中に入ってしまやね。で、ある人が、「きょうは違う」って、カレンダー持ってみえや、（夫は）「お前んとこのカレンダー違う、うちのカレンダー合っとる」って言う。「ほんなんやったら、新聞、きょうの新聞」って見せると、（夫は）「その新聞が違っとる」って、もう喧嘩腰で。「もう、お前みたいなの、来るな」いうて、どんだけ近所の人に言われたかしれない。

介護者02（プロフィール：p.598）

Voice ≫

妻が便箋に書いた
文字を見たら
偏《へん》と旁《つくり》が上下にずれて
四角のマスの中に
収まっていなかった

空間認知障害

語り 064

（妻が介護ボランティアで行っていた）施設の皆さんで習字をしようということで、（家内も）一緒にやってもうてんけども、「奥さん、字、よう書きはりひんかったよ」いう話が来たん。（私は）「えっ、そうですか」言うたけど、「それはないやろ」思た。

ほんで家に帰ってからね、家内が家に帰ってもそう仕事がないもんで、ずっと自分の名前とか住所とか、いろんなことを便箋に書いとったんですよ。それが残っとったもんで、見たんです。そしたら、その自分の名前、〇〇いうのがね、バラバラなんですよ。形になってないの。偏《へん》と旁《つくり》がもう、こうなってる（上下にずれている）んです。「お母さん、これ、おかしいわ。これはちゃんとな、この四角のマスにはまらなあかんねん」言うて。「あ、そうか。あ、そやそや。おかしいな」言うて、ほんでまた自分で書いてみたんですよ。ほな、やっぱりこうなんですよ。ほんでね、「お母さん、違うで」って、四角の枠をつくってやって、「はまらなあかんねん」ちゅうことで言ったんやけど、マスをつくってやっても、同じようにはみ出るんですよね。そういうことから始まって、ちょっとやっぱりおかしいなって思った。

介護者13（プロフィール：p.602）

Movie≫

主人は散歩中
家のそばの曲がり角を
どちらに曲がればいいか
わからなくなり
迷うようになった

空間認知障害

語り 065

主人はひとりで散歩もしているんですけど、いつもと違う方向に行ってると、お友だちが私に電話くれるんです。私、近所のお友だちみんなに、「主人はこういう病気になったから、どこかで迷子になったら、そのときは協力お願いね」って頼んであったんで。

（主人は）そんなふうに散歩していたんですけど、次第にうちから２００〜３００メートルも離れてないとこで迷子になるようになったんです。ちょうど角っこのところで、そこから右へ行くか、左へ行くかの境になるんです。行くときに右へ曲がって行ったので、帰りは左に曲がって来なきゃいけないとこなんですが、それをどっちに行っていいかわかんなくなって、迷ってたみたいです。

近所の奥さんが「ご主人が迷ってるよ」って電話くださって、場所を聞いたら、目と鼻の先だった。「ああ、もうひとりでは、散歩、ダメだな」と思って、それからは私が一緒に行くようにしたんです。

介護者12（プロフィール：p.602）

Movie »

正常圧水頭症の夫に「あなたは赤の他人の口うるさいおばさんだと思ってた」と言われた

関係性認知の障害

語り 066

（80代の正常圧水頭症の夫に）「あんたは誰だ？」「あなたはこの家のどういう存在ですか？」って、言われました（笑）。（私は）「あなたの奥さんでしょ」って言いましたけど、夫はそういうのがちょっとわからなくなったりしましたね。

娘も心配して、毎日来てくれましてね。そんなことを聞いて、「お父さんはそれじゃ、ご自分はお年、おいくつ？」って聞くと、「50か60だろう」って（実際は80代後半）。娘が「自分が50か60と思ってるから、そばにいるおばあさんは自分の奥さんとは思えないで、だから、よその人だと思ってるのよ」なんて言ってましたけどね。

それからも、もう1回言いましたね、「あんたは誰だ？」って。ほいで「奥さんよ。じゃあ、いったい誰だと思ってたの？」って言ったら、「よその赤の他人の、口うるさいおばさんだと思ってた」って（笑）。「ああ、口うるさいと思われたんだな」と思って、反省しましたけどね。

介護者29（プロフィール：p.606）

Voice »

若年性認知症の夫はある日突然服を着る順番がわからなくなった

実行機能障害

語り 067

夏場はTシャツなど1枚着るだけでいいんですけど、冬場になるとセーターやシャツ、何枚か着ますよね。主人は置いておくとパーッと着てたんですけど、ある日突然、はじめにどれを着ていいかわからなくなった。彼が「僕はどれを着ていいかわかんないので、ハンガーに番号を書いてくれ」って言ったんです。そんでハンガーに1、2、3ってそれぞれ書いて、着る順番に服を掛けておいて、それで着てたんですけど、ちょっとした瞬間にそのハンガーが落ちたりとかすると、もうわかんなくなっちゃうんですね。前まではわかっていたのに、急に本人にとって状況がパッと変わってしまうと、受け入れられなくなってしまう。

でもね、できなくなったことが、急にできるようになるときもあるんです。36年間締め続けたネクタイが、ある日突然できなくなったんですよ。「ちょっとこれ、何かおかしくない？」とか言う。頭よりも手で覚えてるんですけども、その感覚がちょっとずれてしまうとわかんないみたいで。それでずっと私がネクタイをしてあげてたんですけど、今日突然、「どう？」って、ネクタイしたところを見せてくれて、バッチリできてたんです。「すごいじゃない」って言ったら、「そうやろ、やればできるんだよ」って。本人の中で自慢、ほんとにうれしい顔でね。

介護者05（プロフィール：p.599）

Movie»

3

認知症の症状とどう付き合うか

心配の種

お金・火の元・運転・触法行為

認知症になるともの忘れや置き忘れが増え、段取りよく仕事や家事を片づけたり、複雑な計算をしたり、文章を書いたりすることが次第にできなくなります。家族の手助けがある人であれば、症状がかなり進行するまで問題なく生活できるかもしれませんが、一人暮らしや高齢者だけで生活している人では、認知機能が低下することにより、他人や自分自身にとって危険や損害が及ぶような事態が起きやすくなります。

ここでは、家族介護者の心配の種となることについての語りを紹介します。

●お金の管理

お金にまつわる心配事は、通帳・キャッシュカードをなくす、印鑑をなくす、暗証番号を忘れる、支払いを忘れる、支払ったことを忘れる、などがあります。これらは記憶障害が原因で起こります。認知機能の低下に伴い、計算ができなくなったり、お金の管理ができなくなることもあります。騙されやすくなり、悪徳商法や振り込め詐欺の被害にあう心配も出てきます。

夫はお金の計算ができず
買い物のときは
いつも千円札を出すので
財布の中がお釣りの
小銭であふれていた

お金の管理

語り 068

夫は数字が全然ダメですね。お金の計算もできないです。

だから、お買い物に行って、よく千円札を出して、お釣りをもらうっていう形で、小銭小銭。お財布の中に100円玉とか10円玉がいっぱい並んでて、「こんなたくさんあるんや」って。（私が）「どうしたんや」言うたら、「いや、千円札でお釣りもらったから」とか言って……。

そういうのを聞くと、もう、すごいショックで。「ああ、そうだったんや。時間も読めないし、計算もちょっと難しいんだな」って。

介護者15（プロフィール：p.603）

Voice »

母は電話で何度も同じ物を注文してしまうので先方に事情を説明しトラブルを防いでいる

お金の管理

語り

069

母はもともと一人暮らしで、食事、掃除、洗濯、家事いっさいを自分で取り仕切っていました。

アルツハイマー型認知症と診断されてからも、買い物は自分でしています。でも、同じ物を何度も買ってきたりとか、電話で注文するのに、お酒とかお茶とか、何度も同じ物を注文してしまったりとかっていうことがあって、その対応に苦慮したことがありました。

その対処方法として、母がいつも注文していた先に（私が）事情を話しておいて、そういうトラブルが起こらないようにしています。それでも、たまにひとりで近所の市場にお買い物に行って、何かを注文してきて後で届けてもらうということがあって、届いた物を見てびっくりする、ということはあります。

介護者23（プロフィール：p.605）

Movie≫

週1回、家に社協の人が来て、色々な手続きをやってくれるありがたいと思わないと罰が当たる

金銭管理の支援制度

語り 070

社協の人が週に1回は来てましたもんね、うちへ。

それでね、「変わりはないか」とか、「こんな仕事のお手伝いあるけど、どうや」とか言ってくれる。まあ、それより先に、障害者のあれ〔障害者手帳〕の手続きのときの段取りとかしてくれた。何か書類いっぱい要りますやん。そんなんの段取りでも、（医師の）先生ものすごい一生懸命やってくれたりもしたんやけど、ヘルパーさんのことでも何でも、その社協の人が全部やってくれた。

僕にとって、実際ええんかどうかは別なんですけどね。やってくれるからもう、ねえ、ありがたい思わな、罰当たる思いましたからね、そんときは。せやけども、あんな契約を一生懸命しはるっていうのは、すごいです。

本人06（プロフィール：p.611）

Text≫

MEMO

認知症で金銭の管理が困難な人が利用できる公的な支援制度

①日常生活自立支援事業

もの忘れなどが原因で、公共料金・家賃・税金・社会保険料などの支払い、年金の受け取り、通帳・保険証書などの保管について不安がある人が、福祉サービスの利用援助とセットで、これらの管理補佐の契約を結ぶもの。

窓口は各市町村の社会福祉協議会（全国社会福祉協議会や厚生労働省のホームページ参照）。

②成年後見制度

認知症などで判断能力が損なわれてしまった人に代わって、財産を管理したり、介護にかかわる契約を結んだりする人を後見人として定めるもの。

本人にまだ十分な判断能力があるうちに、将来に備えてあらかじめ療養看護や財産管理を任せられる代理人を選定しておく「任意後見」と、本人の判断能力がすでに失われていて、家族などが家庭裁判所に申し立てて後見人を選任する「法定後見」がある（法務省ホームページ参照）。後見人は家族、または弁護士や司法書士などの専門家、もしくは市町村が実施する研修を修了した一般市民（市民後見人）に依頼することができる。

○火の元の始末

タバコの火の不始末、ガスストーブの消し忘れなど、認知症の人がひとりでいるときの火事を心配する家族は多いようです。

○車の運転

車の運転に不安を感じ、自ら運転をやめる人もいますが、若年性認知症の人や、車がないと移動が困難な地方在住の人は、車の使用をやめる決心をしづらいという面もあるようです。

○法に触れる行為

認知症で判断力が低下していると、他人の土地や建物に不法侵入したり、信号を無視したり、何かがほしいという衝動が抑えられず万引きしたり、痴漢行為を働いたりなど、法律に触れる行為をしてしまうことがあります。

実際に罪に問われるかどうかは、医師による認知症の診断に基づいて判断されますが、まず警察に通報された時点で、家族は精神的にかなりのストレスを感じることになります。

認知症の妻はひとりで家にいたが、ある日ガスがつきっぱなしだとガス会社から私の携帯に電話があった

火の元の始末

語り

071

私が入院してるときにね、「（認知症の）妻がひとりで家にいてたら、火事出したら大変や」という火の元の心配があったんで、ガス会社の通報システム★1をお願いしてたんです。

ある日、ガス会社から私の携帯に電話があって、「ガスがつきっぱなしになってますよ」って。要は、ガスストーブがつけっぱなしで、消し忘れてるみたいだと。1、2、3月ぐらいの冬場はガスストーブを使うので、ガスが、ま、4時間、5時間流れっぱなしになっててても、異常とは認めないらしいんですよね。ただ、春になって、3時間も4時間もガスが流れっぱなしの状態っていうのはおかしいからということで、「ガスが出っぱなしなんで、強制的に止めておきました」という連絡があったことがありました。

そんなことで、今は結局、もうガスストーブは使わずに、電気のエアコンだけにしています。

介護者21（プロフィール：p.604）

Voice»

運転が大好きだった
夫にとって
車は生きる支えだったが
誕生日を機に、自分から
手放すことを決めた

車の運転

語り 072

主人はMCI〔軽度認知障害〕って言われて、1年間様子をみてる間に、ガクッと悪くなりました。主人は車を運転してるんですけど、駐車ができなくなってきたんです。距離感がわかんないのと、それから、自分は車道を走ってるつもりでも歩道に乗り上げたり。主人は車、大好きで、縦列駐車もとっても得意で一発でちゃんと入る人が、もう何回、何十回やっても、例えばスーパーの駐車場とかも入れられないです。で、結果的には、そこの駐車場のお兄さんに言って、入れてもらったり。そういうことも、「あ、主人らしくないな」っていうことの1つだった。

MCIという状況になってからは、数字系のこととか財務系のこととか営業系のことは、意識的にどんどん引く流れで、「バトンタッチするわ」って。最後の最後は、車だったんです。最後の砦というか、自分ができる得意な分野をずっと生きる支えにもしたかったので、様子みて、「気をつけてね」って言われながらも、自分では放さなかった1つだったんです。それもついに、自分から、「お誕生日が来たので終了」っていう感じで。

介護者33（プロフィール：p.608）

Movie »

コンビニのトイレから備品を持ち出した夫は警察に通報されたが店長が認知症に理解がある方で、励まされた

法に触れる行為

語り

073

前々からあるにはあったんですけども、（ピック病の）夫はコンビニに行っては、買い物をしてもしなくても、トイレに入ってトイレットペーパーを持ってきちゃうんです。★2 それで警察に保護されたことがありました。

その後、もう1軒、別のところにも行って、また保護されてしまって、私がコンビニに迎えに行ったんですね。そこはちょっと年配のお母さんと息子さんとでやっているコンビニで、私が連絡を受けて主人を迎えに行ったときに、お母さんのほうがちょっとピリピリしてらして、「病気なら病気と先に言ってくだされば、対応もあったんですけどね」っていうふうに言われたんです。

コンビニの奥に入って、夫が若年性認知症だということを、おまわりさんとか息子さんである店長さんに話していましたら、息子さんが「あ、それ知っている。ピックって言うんじゃないですか。（その病気を扱った）映画もあるでしょう」っていうことで、わかってくださって。『明日の記憶』★3 かな、渡辺謙さんが主役になった映画を観たそうで、すごく理解を示してくださったんです。それで、パトロールでかけつけたお巡りさんたちも、「ああ、それは大変なんだね」と言ってくださって。

（病気の）説明をする前は、（夫は）ジャケット、ネクタイして、シャンとしているので、「認

Text »

知症って……、ご主人、あんなにシャンとしているじゃないですか」って言われたんですけど、「いやあ、実は若年性認知症で」って話をしていたら、その店長さんが「知ってる、知ってる」って言ってくださったんで、空気がふぁっと変わった。で、お店を出るときには、（店長さんの）お母さんが「頑張ってくださいね、しっかりね」って言って励ましてくださった。

その後、その体験談を介護関係の方たちのところで話す機会があり、会の方から「コンビニのそういった温かい対応っていうのは、非常によかったですね」と言われたものですから、コンビニの人にちょっと報告を、と思って、お電話したんです。「その後、主人が行っていませんでしょうか」って聞いて、「あのときのお礼と、こんな会でこんな体験談を話しました」ってお話ししたら、お母さんが「いや、私たちも、経営する者として勉強不足でした。こういったことは、従業員一同、もっと勉強すべきだし、こういう業界でね、広くみんなに知ってほしいことですよね」というようなことを言ってもらって、ありがたいなと思いましたね。

介護者31（プロフィール：p.607）

〔注釈〕

★1　都市ガスを利用している場合、ガス会社がガスの使用状態を監視し、長時間使われていたり、大量に流れていたりした場合など、異常を検知した際に、家族に電話で知らせる自動通報サービスや、消し忘れを思い出したときにガス会社に依頼してガスを止めてもらう遠隔遮断サービスを利用できる（有料）。

★2　万引きはピック病の人によくみられる行為だが、常同行動（p.166参照）の一種なので、注意してもやめられず、何度も繰り返してしまう。本ケースは盗んでいるのではないが、備品を勝手に持ち出しているので窃盗にあたる可能性がある。

★3　映画『明日の記憶』の主人公はアルツハイマー型認知症で、ピック病ではないが、若年性認知症という点は共通している。

認知症の症状とどう付き合うか

4

日常生活の障害
排泄・食事・睡眠など

認知症の人には、排泄・入浴・食事・睡眠など健康な成人が日常生活を営む上で普通に行っている行為が難しくなる場合があります。それまで自分の身のまわりのことができていた成人がそれらの行為をできなくなっていくことには、本人も周囲の人も動揺し、しばしば大きなストレスにつながります。ここでは、日常生活を営む上での困難と対処についての家族介護者の語りを紹介します。

○排尿・排便にまつわるトラブル

不穏や暴力とともに介護する人が苦労するのが、排尿・排便にまつわるトラブルです。認知症がなくても、高齢者は肛門括約筋が弱くなっていて、薬の副作用などで便が緩くなっていることも多く、トイレに間に合わないことがよくあります。比較的若い人でも、脳梗塞などの後遺症で尿や便の失禁が起こりやすくなります。

認知症の人がトイレではないところで用を足してしまう原因には、移動や衣服を脱ぐのに時間がかかって間に合わなくなってしまうことや、空間認知の障害のためトイレの場所がわからなくなってしまうことなどがあります。

神経質な母は父がトイレ系の失敗をすると猛烈に怒る 怒られるのが嫌で、父はあっさりおむつをはいた

排泄トラブル

語り

074

私がメインでみていた頃は、まさか父がトイレができていないっていうのは頭になかったので、認知症の人がトイレができなくなるのがいまいちよくわかってなくて、気にしていなかったんです。母はそういうのがすごく敏感で、「お父さん、くさいよ。おしっこ漏れてんじゃない」とか言ってた気がする。でも、そんなのほっといても死なないし、濡れてくさくなっても死なないし、と思って、あんまり気にしていなかったんです。徐々に徐々に下《しも》のほうもおかしくなっていたのかもしれないですね。母は非常に神経質なので、そのへんを気にしだしたら、「やっぱりお父さん漏らしてる」みたいになって、「おむつをはかせよう」って話になったんです。

私、意外にトイレ系は気にしなかったので、(私が)父を怒ったっていうことはなかったんですけど。母はいまだに、下の世話がすごく嫌みたいで、そのことで父と母はいつも喧嘩していて、母がモーレツに怒っていた。よく、おむつをはくのに喧嘩するっていうか、(おむつを)脱いじゃったり、はくのが嫌だって拒んだり、とかっていう話を聞くんですけど、うちの場合は「母に怒られなきゃいいや」っていうので、父は意外にあっさりおむつをはいた。(私は)「あれ?(そんなにあっさりおむつを)認めるんだ」みたいな感じ。

介護者32(プロフィール:p.608)

Text»

トイレの失敗に対して「こんなところで」と思うのではなく「そう来たか」と思えば次の対応を考えられる

排泄トラブル

語り

075

友だちが教えてくれた言葉、2つ心に残ってて。親が何か、ちょっとトイレで失敗したりしたら、「そう来たか」って思うんだって。「そう来たか」って、こっちが思うと、「じゃ、どうしよう」っていう、そのワンポイントのワンクッションがあるのね。だから、「(義母が)何かやったら、『そう来たか』と思いな」って言われたの。それ聞いて、スーッとした、私。(普通)出てくるのは、「こんなとこ、うんこして」なんだけど、「そう来たか」と思えば、「どうやって片づけようか」と思うじゃん、次は。それが1つ、残ってる言葉。

もう1つは、「みんな死ぬんだ」って、最後は。自分もそうだけど、これはずっと続くことじゃない。「いっときなんだから、今やれること、やれ」って言われた、友だちにね。ずっと10年、親をみたんだよね、その人。

介護者26(プロフィール:p.606)

Movie»

義母は粗相《そそう》をしても何も言わずに寝てしまう「責めないから」と言ったら、失敗したことを話すようになった

排泄トラブル

語り 076

義母は、排泄のことなんかも、まあ自分でできていますね。たまにお手洗いでちょっと粗相があったりするんですけれども。

やっぱり、疲れていて眠いと、内心、どうせ私が後始末をやるだろうと思って、（自分で後始末をしなくちゃいけないと）わかっているくせに、そのまま寝ちゃったりするんですよ。そうすると、次の日、私が烈火のごとく怒って、「わかるでしょう」って言うと、ニッシャアーと笑うですよね。

「別にね、自分で全部やれとは言わないけれども、ひと言、私に言ってから寝てちょうだいね」って言ってます。できることと、できないこと、あと、そのときの気分でやりたいことと、やりたくないことと、やっぱりあると思うので、そのへんはもう、ね。「後始末をやりたくないって言っても責めないから、ひと言、言ってね」って言ったら、（義母は）言うようになりました。小さい声でですけどね（笑）。

介護者35（プロフィール：p.609）

Voice≫

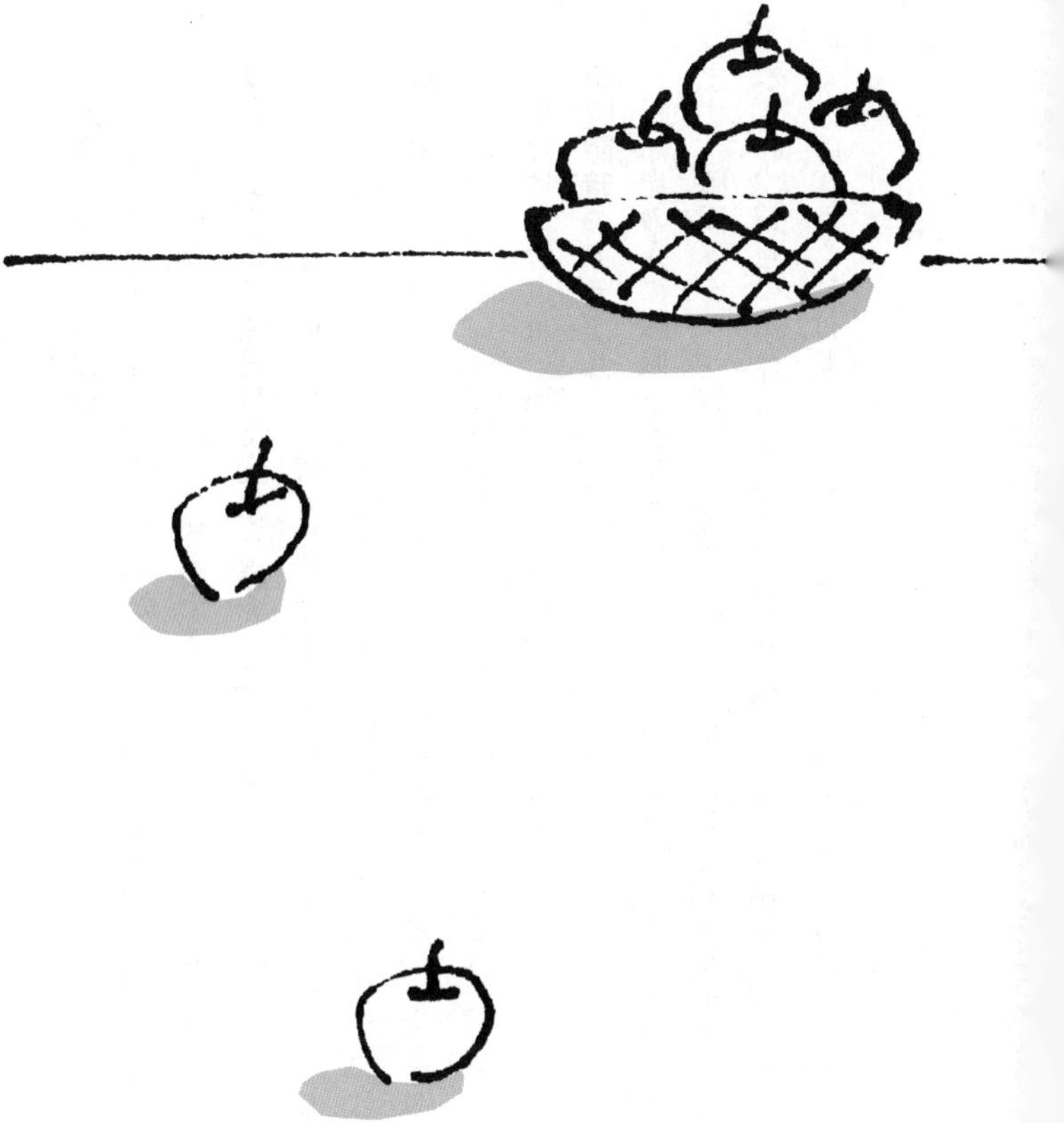

○入浴・着替えの拒否

認知症の人は、身体衛生に関心がなくなってしまい、入浴を拒んだり、歯磨きやひげ剃りもせず、洋服も着替えようとしないことがあります。

○食べることに関連した変化：過食・偏食・異食

食事の仕方や量、食べ物の嗜好などに変化が起きて、本人の健康に害を及ぼしたり、周囲の人が困ることもあります。前頭側頭型認知症の人に特徴的なのが、同じ物を食べ続けることと、味覚の好みの変化です。それまでは薄味を好んでいたのに、脂っこいものや塩辛いもの、甘いものを好むようになったり、アルコールやたばこを大量に摂取するようになったりします。

○睡眠時のトラブル

認知症の人に睡眠トラブルがあると、介護者は休息をとれず、疲弊してしまいます。睡眠トラブルは、認知機能の低下による時間感覚のずれが原因になっているもの、レビー小体型認知症の人に特徴的なレム睡眠行動障害（p.181 参照）によるもの、さらには頻尿が原因となっているもの、などがあります。

夫は入浴を拒み、2年間お風呂に入らなかった着替えもしないので寝ている間にこっそり着替えさせた

入浴・着替えの拒否

夫がお風呂に全然入らなくって。最後に入ったのが、2年前の私の父の誕生日で、東京で集まるときに、娘が「パパ、くさいから、お風呂入って」って言って、しぶしぶ入った。それから2年間、お風呂入らなかったんです〔笑〕。そういう衛生面とか身だしなみにこだわらなくなっちゃうんですね。

語り

077

この6月からデイサービスに通っているんですが、この間、デイでお風呂に入ったんです、奇跡的に。ほかにも、歯磨きをしない、ひげ剃りをしない、爪切りをしない。

家族会でお会いした奥さんで、ご主人がアルツハイマーで着替えないっていう方がいらして、熟睡中に爪を切ったり、シャツを切っちゃうって、ハサミで。「あ、そうだ」と思って、私も去年はそういうふうにしました。ハサミでワイシャツを切っちゃうともったいないので、ボタンの糸を切ってバラバラにしてボタンだけ外したの。朝起きると主人が「おかしいな、ボタンがないよ」って。で、しょうがないから、ほかのに着替える。こういうようなことをしないと、自分の意思では着替えない。ズボンも。パンツは寝ている間に引っ張って、ゴムをジョキジョキ切っちゃうと、朝起きて「変だな、ゴムが切れているんだよ」とか言ってる〔笑〕。「じゃ、新しいのにはきかえたら」って言うと、「そうだよね」って、はいたりしていたんですね。

介護者31（プロフィール：p.607）

Text»

妻は飲み物や食べ物にちょっと口をつけては残してしまう 食べたいかではなく見た目で選ぶようだ

食べることに関連した変化

語り 078

（妻の）食事は全部、私がつけてやるですわ。ご飯を茶碗によそって、「このくらい食べるか？　これでいいか？」って聞いたら、「いい」って。ほんで、実際に食べてみるとね、途中でやめちゃう。

それから、おやつにパンとかね、お菓子みたいのを買ってきて、（妻に）やるとね、食べるですよ。ところが、色々あるとね、ちょっと食べてはね、残しちゃうんです。半分食べるか、食べないか。こないだバナナを買ってきましたら、ちょっと取ってね、食べてね、ほいで、あと残しとく。そういうのが、いくつでもあるさ。まんじゅうなんかでも、半分食べて、あと残しとく。「全部食べちまえよ」って言ってもね、なかなか食べんのよね。

私と一緒にちょっとそこのスーパーに行ってね、「ほしい物があったら、何でも買えよ」って言うと、買うときはあります。ほいで、うち帰ってきて、そこへ置いといてもね、食べないですね。

そういうふうに、まあ、何が食べたいだか、食べたくないだかは、わからないですね、あんまり。そのときの見た目によって、何かほしいものがあれば、買ってはくるんですけどもね。

介護者27（プロフィール：p.606）

Movie »

昼食はフライドチキンしか食べなかったがフライドチキンの箱に別の食べ物を入れたら食べていた

食べることに関連した変化

語り

079

（前頭側頭型認知症の）主人が、デイサービスで「昼ご飯はフライドチキンしか食べない」みたいなことを言ったりしていて、最初の何日間かは、デイの人がドライブ中にケンタッキー（フライドチキン）を買ってくださって、それを主人が食べていたそうです。

でも、本来（デイサービスで）は、皆さん、同じものを同じ部屋で食べているんですね。「そういうふうになるといいですね」っていうことで、そのケンタッキーフライドチキンの箱に私がお弁当を詰めて、いろんなものを食べてもらうようにしました。

それから何日後かに、デイのスタッフの人が「フライドチキンの箱の手前に、マーボー豆腐を置いてみたら、マーボー豆腐をご主人が食べた」って。「こりゃ、よかった」ということで、そのへんからいろいろ応用を効かせてくださって、「天ぷらを箱に入れたら食べましたよ」とか〔笑〕、そういうことがありました。

今はもう、その箱も持っていかずに、みんなと同じものを食べていますけどね。

介護者31（プロフィール：p.607）

Text≫

レビー小体型の父がアルツハイマー型の母を車いすに乗せて夜中に真っ暗な室内をぐるぐる回っていた

睡眠トラブル

語り 080

母の状況がだんだんひどくなってきて、昼夜があまりわからなくなって、夜中に朝だと思って起き出すんですけど、自分が歩けないことを忘れてたりする。それで夜中に立とうと思ったりするので、また骨折したら大変だって。実際に色々あったんですね、やっぱり。転がっちゃったりして、ベッドに戻すのが大変だった。父がせん妄状態〔意識が混濁して、一時的に言動に混乱がみられる〕でそこに入ってくると、夜中はね、もうどうしていいかわからないみたい。自分はどうやって（あの状況を）乗り越えてきたのか、今ちょっと思い出せないんですけど、すごかったですね、やっぱり。「何という世界にいるんだろう、私は」って、いつも思ってました。

あるとき、真夜中にガタガタゴトゴト音がするから、何だろうと思って（1階に）降りたら、もう父と母は寝てるはずなのに、ふたりとも起きてて、電気はついてないのに、母の車いすを父が押して、グルグル、グルグル歩いて、玄関のところまで出てって、また戻ってって、ずっとグルグル回りしてるんです。母は何かブツブツ言ってて、父はね、ただ押してるんですすよ。それ見たときに「もう、な、何なんだろう」と思って……〔笑〕。真っ暗な中でやってるんです、電気もつけないで。「私は何をしたらいいんだろう、どうしたらいいんだろう」って。それがやっぱりショックでしたね。

介護者34（プロフィール：p.608）

Movie»

認知症の夫と毎晩ふたりで歩いている外の風にあたり戻ってお風呂に入って休むと熟睡できる

睡眠トラブル

語り 081

主人の毎日の日課は、家にいるときは、昼食までは絵とか写経とか、好きなものを自分で選んで、半日過ごして、そんで昼食にするんですね。そしてその後、テレビを楽しんで、3時のおやつをいただいて、それからちょっと外回りですかね。ふたりでね、行くんです。私はその後、夕食の支度をして、主人は新聞読んだりなんかして。

夕食して、食後にまたテレビを楽しんでるんですけど、夜の9時半から10時半まで、ほとんどの日、ふたりで歩きに行くんです。大学病院の先生からウォーキングを勧められてるんですけど、1時間歩いてくることによって、外の風にあたって、「気持ちがいい」って言うんですね。で、戻ってきて、お風呂に入って休むんですけど、熟睡できる。今年の2月ぐらいからずーっと、お天気のいいかぎりは、9時半から10時半まで歩いて。ほいで、お月様がきれいだったり、風が気持ちよかったり。

私も本当に、足腰鍛えてね。ふたりともいいもんですから。私も嫌々行ってるんじゃないんです。寝る前のウォーキングは、気持ちがいいもんですから、それで行ってるんです。お風呂入って、コテン、キューーって感じで……。(始めて)よかったと思います。

介護者16 (プロフィール:p.603)

Movie »

認知症の症状とどう付き合うか

5

「徘徊」と呼ばれる行動

認知症によって引き起こされる様々な症状の中で、最も社会的に問題視されているのが「徘徊」と呼ばれる行動です。もちろん本人は徘徊するつもりではなく、何らかの目的があって歩き始めて、迷ってしまったり、何かじっとしていられないような理由があって歩き回ったりしています。しかし、事故や過労・脱水による衰弱など、自他に対する危害の心配もあるので、介護する人は目が離せず、身体的にも精神的にも負担の大きいものです。

ここでは、「ひとり歩きして帰ってこない人」を見守る家族介護者の語りを紹介します。

●なぜ歩き回るのか？

「徘徊」の根底には、意識障害や認知機能障害があります。自分がいる場所・時間の見当がつかなくなり（見当識障害）、これが長年の生活習慣や職業習慣と結びついて、いろいろなパターンの「徘徊」を引き起こします。ストレスや不安・緊張などが加わると、その傾向はいっそう強くなります。

父は外に出ていって
家に戻れなくなることが
たびたびあった
故郷の方向に
歩いていっているようだ

なぜ歩き回るのか

語り 082

父は歩けましたので、外へ出ていってしまって、結果、戻れなくなる。はじめの頃は近くだったたので、近所の人に探しにいってもらったり、警察に通報が入って、保護してもらったりとかもありました。知らない間に出てったということがたびたびあって、母から私の職場に電話がかかってきて、「今日はどんな服を着てた?」って母に確認しながら、(私が)警察に電話したりしました。寒い中を歩いていってしまい、かぜをこじらせて入院する、っていうこともありました。

鍵をかけても内から開けたり、自転車に乗っていったりもありましたね。父は運転手をしてましたので、車に乗ろうとすることもあって、車の鍵を隠したりもしました。

父の行く先は意味があるらしくって……。生まれ故郷のほうに向いて歩いていったり。デイサービスの職員さんが気がついて、家まで送ってくれたこともありました。父の故郷は電車でないと行けないところなんで、途中まで(しか行けません)でしたが、結構、遠いところまで行ってたみたいです。フラフラになってて、座り込んでたところを通報していただいたんです。

それからは、「(父は)やみくもに歩いていたり、出かけるわけではないんだ。行き先に何か理由があるんだろう」と思いながら、探していました。

介護者25 (プロフィール:p.605)

Voice »

夫が夜中に徘徊し早朝に家に戻ってきた本人の日記には「夢遊病者になったみたいだ」と書かれていた

なぜ歩き回るのか

語り 083

夫が夜中の2時頃に2回徘徊しちゃって、2回ともお巡りさんのお世話になりました。1回目は、道で通行してる方が警察に通報してくださったんです、夜中の1時半頃。連絡が来て、すごくご親切な方に助けられたって感じで。2回目は、やっぱり同じ時間にいなくなっちゃって、それでお巡りさんのほうへ届けたんですけど、みつからなくて。結局、朝6時頃戻ってきたんです。家族は、もうどこかで亡くなってるか、もし無事戻ってきたとしても、絶対、救急車騒動だわ、とかね、そういうふうに思ってたんですけど、運よくタクシーにどこかから乗って、ほんで、うちのチャイムを押してくれたもんですから、そのときも本当にありがたかったです。

徘徊の理由は特にないみたい。夫は日記を書く習慣があるんですよ。で、その日の日記を読みましたら、「自分はどうも夢遊病者になったみたいだな」って書いてました。私もそのへん、根拠がわからないんですけど。今でも夜中にトイレ起きたりしますと、反対方向に行って、どこかに行こうとするんです。目が離せないんですけど、どういうことなんですかね。「ちょっと外へ行ってみたい」とか、そういう感じですかね。特に何があったから外へ行きたいとか、そういう理由はないみたいです。

介護者16（プロフィール：p.603）

Movie»

認知症の父が夜中に出かけていくのは自分が見ている幻覚に本人なりに対処しようとしての行動のようだ

なぜ歩き回るのか

語り 084

徘徊って、理由があるんですよ。レビー小体型認知症の場合は、せん妄の中での行動が主体になってくる。父の場合は、すぐそこに八百屋さんがあるんですけど、「そこからうちの前まで行列ができてしまって、うるさくてしょうがないから、警察に整理してもらう」って言って、出かけていったんです。それも真夜中で、私が知らないうちに、パジャマのままで。警察から電話が来て、迎えに行ったら父は怒ってて、「警察に理由をちゃんと言ってるのに、全然取り合ってくれない。なってない」って。そのときは、ちゃんと自分の住所も名前も電話番号も言えるんです。

それも1回や2回じゃない。自分はあそこに行きたかったんだけど、道がわからなくなったから「警察に聞こう」と思って、パジャマのまま〔笑〕警察に行ったり。何回目かのときに警察から、「書類があるので、記入してください。そうしたら、自分たちも地域で気をつけますから」っていうことで、住所と名前を書いたんです。その地域の、あんまり言い方よくないけど、「徘徊老人」のリストがあるんですね。それで私はかえってホッとしたんです。地域にそういうものがあれば安心だし、それでよかったと思いますね。父はあまり面白くなかったみたいですけど〔笑〕。

介護者34（プロフィール：p.608）

Movie≫

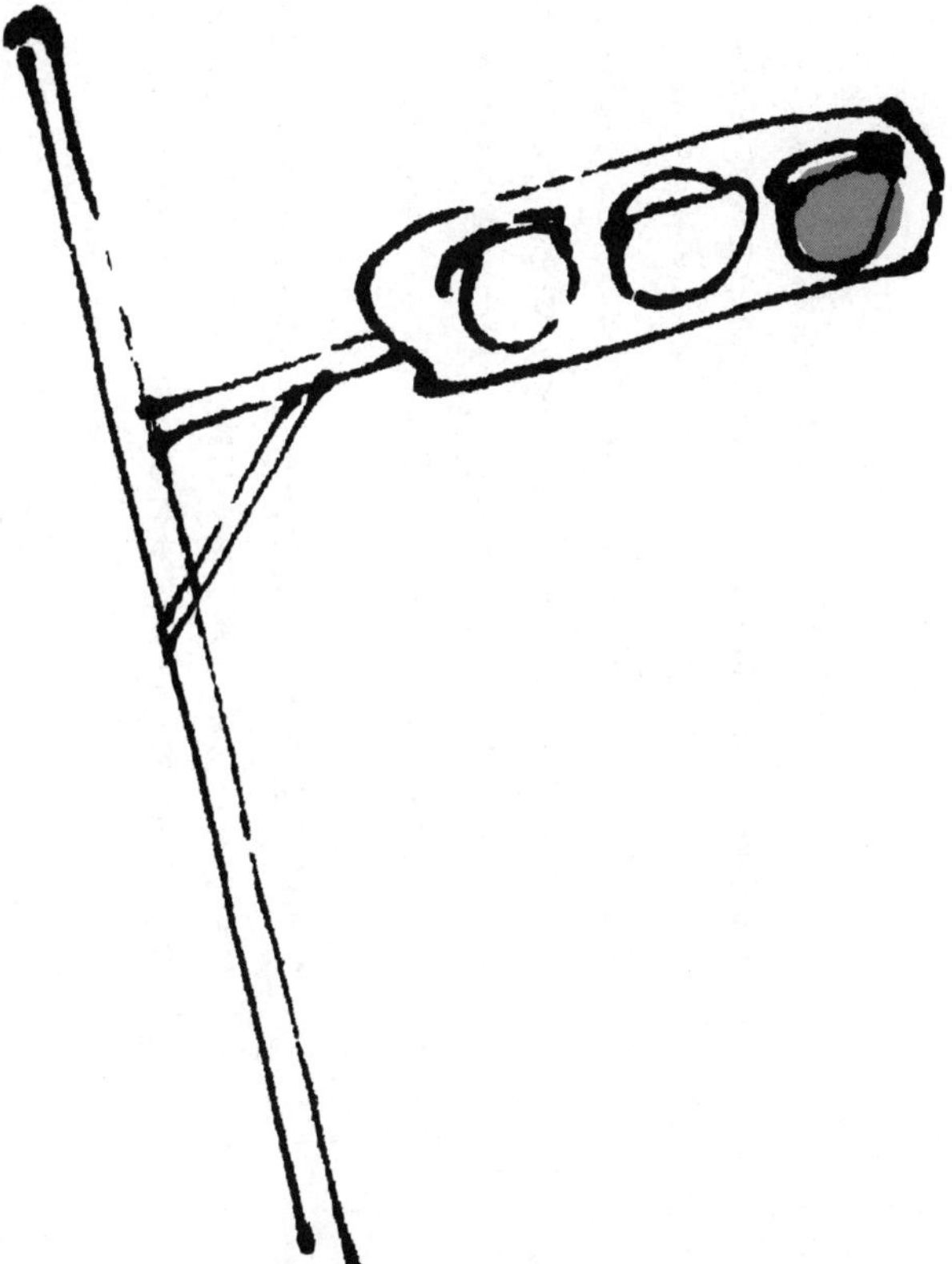

○「徘徊」への対応

ひとりで外に出ていきたがる人に対して、どのように対応するかは、家族の生活環境によって様々です。本人の気が済むまで一緒に歩き、家に帰ってくることができれば理想的ですが、「帰ろう」と言っても、本人が言うことを聞いてくれないこともあります。

また多くの場合、家族は四六時中そばについてはいられないため、本人がひとりでは外に出られないように家の鍵を細工したり、出ていったことがわかるようにドアにセンサーを付けたり、行方がわからなくなってしまったときに探しに行けるように、ＧＰＳ機能（人工衛星からの信号を利用して、対象者がどこにいるかを特定できる装置）が付いた携帯電話をもってもらうなどの工夫をしています。

多くの介護者は、「徘徊」する家族を自分たちで探しきれずに、警察に捜索を依頼したり、警察から保護しているという連絡をもらって、迎えにいったりしています。

妻は家にいてもしきりに「うちに帰ろう」と言う
手をつなぎ、外を回って「うちへ帰ってきたよ」と言うと、落ち着く

「徘徊」への対応

語り

085

うちにおってもね、夕方になるとね、妻が「お父さん、うち帰ろう」って言うじゃない。私は「ここ、あんたのおうちだよ」って言うけども、わからんわけね。まあ、夜中なんかよく言ったね。
そんで私は手つないで、わざわざ真夜中にずっと歩く。シーンとしていますわ。それで、ずっと回って、うちへ連れて帰って、「うちへ帰ってきたよ」って。そうすると、「うち帰ろう」って多少言わなくなる。そういうこともよくありましたね。夜中に手つないでね。

介護者37（プロフィール：p.609）

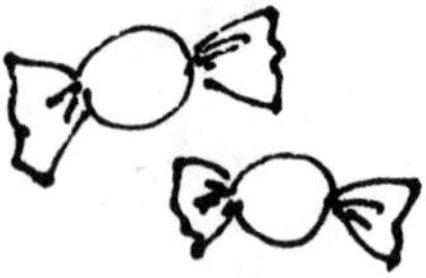

Text »

母がいなくなり何度か警察の世話になったのを機に玄関の鍵を中から開けられないようにした

「徘徊」への対応

語り 086

3年ぐらい前、母が家から出ていってしまって、探したんですが、結局みつからなくて、次の日の朝、倉庫でみつかったと警察から連絡があったんです。それで、家から外に出れないようにしたほうがいいのか、っていうことも考えるようになって、家の玄関の鍵を中から開けれないように――本当はそれはしちゃいけないって言われる方もいるんですけども――し始めました。

それからも何回か、(母が)家から出ていってしまったことがありました。携帯にGPSも付けたりとかもしてるんです。ちょっとおかしいなっていうときに、車で探しにいって、たまたま母が道路で自転車を思いっきりこいでるところをみつけたこともあったし、あと、母が保育園の中に入ってしまって、保育士さんとちょっとトラブルがあって、保育士さんが警察に通報して、警察に母を迎えにいったっていうこともあります。

警察に通報されて、迎えにいったことは何回かありました。そういうこともあって、今は家の玄関を内側から鍵を閉める、出れないようにしてしまう、っていうふうなことをしています。ただ、1階に部屋があるんで、1階の窓からは出れるんですよ。窓から出ていってしまったこともありますね。

介護者19 (プロフィール:p.604)

Movie ≫

夫が夜、散歩に出かけて帰れなくなった保護された夫の到着を警察署で待つのは嫌な気分だった

「徘徊」への対応

語り 087

主人が夜、遠くまで歩いちゃうことが二度ほどあって、私だけじゃみつからない。もうしょうがないから、駅前の交番に協力を求めにいったら、パトロール中で留守で、書いてあった電話番号に電話したら、大きな警察署にかかってしまったんです。で、「もしパトロール中にこういう人物がいたら、ご連絡してください」ってお話ししたら、一斉に探してくれてしまって〔笑〕、大事になっちゃったんですね。私と警察の両方から主人の携帯に電話したんです。そしたら、私が電話しても、主人は「どこだかわからないよ」「家に向かっている」って言うんですけど、警察が電話をすると、「今、○町の△丁目にいます。セブンイレブンがあります」とか言っているらしいんです。「えー？」っていう感じ。

警察の人から「どうせご主人は歩き続けているので、確保したら連れて帰りますから、奥さんは警察署に来てください」って言われて、警察に行って、主人が来るのを待っていて、夜が明け始めていて、ほんとに嫌な気分でした。そのとき警察の人が、「（認知症の人で）いつも同じ駅の同じホームに入りこんで、電車を止めちゃう人もいる」って。で、「ご主人も、いつそういうことがあるかもしれませんよ」みたいなことを言われました。「ま、しっかりね」とか言われたりもしたんですけども。

介護者31（プロフィール：p.607）

Text»

デイサービスに
行き始めてから
父の徘徊はなくなった
そこで自分の存在価値を
見出せたのだろう

「徘徊」への対応

語り 088

父は毎日、勝手に外へ出ていったりしていたのですが、デイサービスに行くようになったら収まっちゃったんです、突然。「なぜかな」と思ったけど、結局、そこで自分の存在価値っていうのがはっきりしたからですかね。デイサービスでは8人ぐらいの顔なじみのグループが毎日そこに揃ってお話をして、顔見知りの職員がいて、一対一のコミュニケーションが朝10時から夕方4時までできるので、父はそこに存在価値っていうか、自分が今生きてる状況っていうのを確認したんじゃないかなって、後から感じたんです。

父はそこで、○○さんという人間としてきちっと1日過ごせるんですよ。デイサービスに行ってる間は、対する人間がいて、コミュニケーションがあって、自分の存在がはっきりわかって、迎えにきてくれる誰それさんっていうのもきちっとわかって、帰りも△△君とさようならして、1日の自分の仕事が終わる、みたいな。ところが、帰ってきて、また環境が自分の家になって、自分の家ではあるんだけど、「何かし忘れたことがある」っていう、毎日そんな感じでした。

デイサービスに行ったら、混乱する時間はだんだん減ってきて、気がついたら最終的には全然外に行かないでも済むようになっちゃった。

介護者34（プロフィール：p.608）

Movie »

認知症の症状とどう付き合うか

6

対応に困る言動

不穏・暴力・妄想など

認知症が進行すると、周囲の人から問題行動と受け止められるような行動や言動が出てきます。これらは「周辺症状」「行動・心理症状（behavioral and psychological symptoms of dementia：BPSD）」と呼ばれ、記憶障害や時間・空間を認知する機能の低下などの「中核症状」に、身体状態の悪化や環境の変化、介護をする人との関係性などが影響して出現すると考えられます。

ここでは、周囲の人が対応に困ることの多い症状とその対処法についての家族介護者の語りを紹介します。

不穏・攻撃的な態度

認知機能に障害があると不安が生じ、周囲に対する警戒心が強まって、ちょっとしたことで怒り出したり、興奮して大声を出したり、暴れたりすることがあります。認知症の人は、脳の中で好き・嫌い、快・不快といった感情と結びつく記憶をつかさどる「扁桃体《へんとうたい》」という部位が敏感に反応する、といった生理学的な要因も原因となっているようです。

父は外から聞こえてくる大きな音に怒って隣家にどなりに行くことがたびたびあった

攻撃的な態度

語り 089

脳血管性認知症の父は、大きな音とかに反応するようになりました。道路に近い家なもんですから、大きな車が通ったりしたときとか、あと、隣の方が、音楽を鳴らして車で戻ってきたりしたときとか、そういう音に反応して、どなりに行ったこともあったと聞いてます。苦情っていうよりも、もうとにかく怒りで、どなりに行ったという感じですね。ま、もともと怒りっぽい性格ではあったんですけれども、以前は理由がなくてということはなかったと思います。誰かとやりとりをしていて、腹が立ったっていうことはあると思うんですけども、外からの音とかで飛び出していく、っていうことはなかったですね。

あとは、失語があったものですから、普段のちょっとしたことでも、バンって怒ってテーブルを叩いたりとか、物を投げたりとかってするのは、言葉がうまくしゃべれないイライラなのかな、というふうに思っていたんですけれど……。やっぱり、そうやって、何もなかったのに近所にどなりに行ったっていうことが、おかしいなとは思いました。

介護者25（プロフィール：p.605）

Voice≫

お店でアラ汁が出たとき母が怒り出したどうやって食べるのかわからなくなってしまったからではないだろうか

攻撃的な態度

語り 090

外にご飯食べにいったときも、お魚のね、お味噌汁っていうんですか、頭から何から入ったのあるじゃないですか。母はそういうの大好きだったのに、お店でそれが出てきたらね、「こんなもの入れたのを売るのか」って、すごく怒るんですよね。「前は自分でつくって食べてたでしょ」って思うんだけど。

で、何で怒ったかって後で考えたら、何て言うんだろう、上手に食べられなくなっちゃってたっていうか……。骨をね、しゃぶったりとか、そういうふうにしながら上手に食べてたのに、そういうのが何か、「どういうふうに食べるんだろう」って、たぶん戸惑っちゃったんだと思うんですよね。

介護者11 （プロフィール：p.601）

Movie »

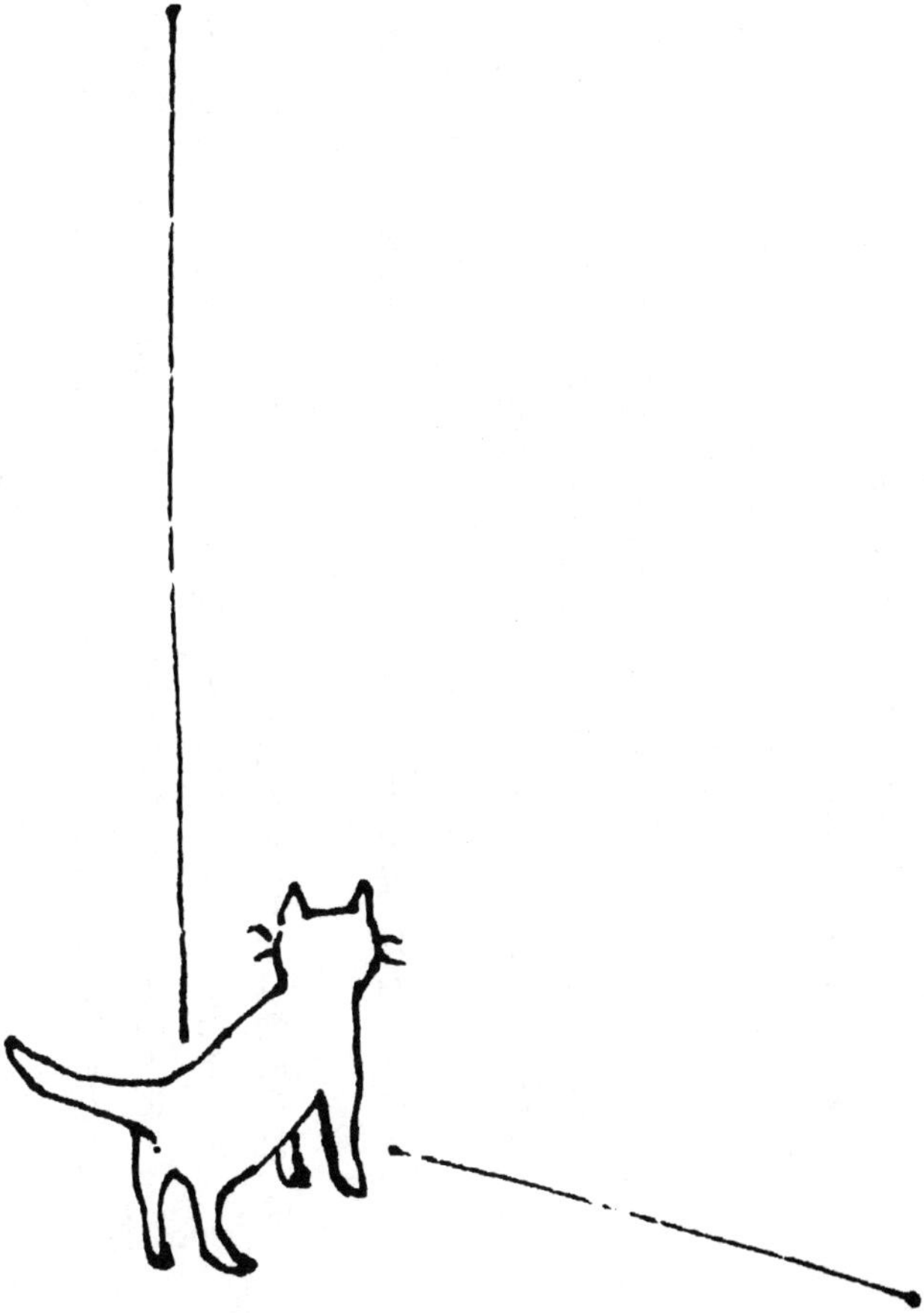

暴力

認知症の人に不安やいらだちがつのると、単なる怒りの感情の表出に留まらず、手や足が出てしまうこともあります。こうした行動・心理症状はすべての人に生じるものではなく、家族や介護スタッフなど周囲の人の対応の仕方によっても違いが生じます。失敗や的外れな言動に対し、強い口調で否定したり、感情的な反応をしたりすると、症状が急速に悪化してしまいます。

暴力行為や暴言は、一番身近で介護を行っている人（主介護者）に向けられることが多く、たまに訪れる家族や知人に対しては、穏やかで節度のある態度しかみせないため、周囲からはなかなか理解してもらえず、そのことが介護者の孤立感を強め、さらに苦しめることになります。周囲の人は、そのような事情も飲み込んだ上で、アドバイスや支援を心がける必要があります。

妄想

不穏な態度や攻撃性の背景には、「もの盗られ妄想」や「嫉妬妄想」など何らかの妄想が潜んでいることもあります。妄想の多くは、記憶障害のために忘れてしまったことを想像力で補おうとして生み出されるものと考えられます。

父はデイサービスでほかの利用者に喧嘩をふっかけたり気に入らない職員を叩いたりしていた

暴力

父が通っていたのは町の中のデイサービスなので、同じような年代というか、同級生や上級生と顔を合わせるらしくって。母の話では、子どものときに気にくわなかったとかいうのがあるんじゃないかということで、その人の顔を見ると、喧嘩をしにいくことがありました。同じデイサービスを利用しているのもどうなのか、と思いましたけど〔笑〕。

――実際に、ほかの人に暴力でけがをさせたことはあったんですか?

お茶をかけてしまうとかっていうのはあって、叩いたりとかもあったみたいですけど、けがをさせたっていうのはなかったみたいです。ヘルパーさんに来ていただいたときも、お迎えに来てもらったりするときも、気にくわない方とお気に入りの方がいるみたいで、気にくわない方には叩いたりとかがありました。病院に入院してたときも、点滴のチューブを抜いてしまったりとか、それを止めようとした看護師さんを叩いたりとか、っていうのがあった。その看護師さんから、「今日もお父さんに叩かれました」〔笑〕とか、ヘルパーさんからも「叩かれた」とか、「物をぶつけられた」〔笑〕とか言われるんで、私たちはいつも謝ってばっかりいましたね。

介護者25(プロフィール:p.605)

語り 091

Voice≫

父は片麻痺がありうまく話せないのですぐに手が出る手の力は強く殺されるかと思った

暴力

語り

092

父と私、しょっちゅう取っ組み合いの喧嘩してました。

父はちょっと麻痺があるので、口がもごもご、しゃべりたいことがすぐしゃべれないっていうので、手が出ちゃうんですね。まだ50代だったんで、力が――片方は麻痺があるからいいんですけど、麻痺がないほうの手は普通に力があるので、そっちでつかまれてしまうと、もうどうにも……。「殺される」っていう感じなので、もうとりあえず、つかまれたら水をかけて、ちょっと手を離した隙に逃げる。逃げるというか、攻撃するというか。こっちもパニック症候群だったので、そういうことをされると、倒れちゃうんですね、過呼吸になって。

でも今度は、私が水をかけたもんだから、父が倒れている私の頭の上に水をかける。「今、こんな大変な状況なのに、何をするんだ」って思いました。ひっくり返って倒れているのに、（父に）頭を蹴られたりとかして、「もうやめて」っていう感じでした。

介護者32（プロフィール：p.608）

Text »

父から暴力を受けていた母は父が病気だとわかっていても優しくなれなかった

暴力

たぶん母親は、父親への対応がうまくできなかったっていうの、大きかったと思います。母親も、（父親の）手が出たりとか蹴られたりとかっていうことがあったもんですから、父親と接する機会が少ないといいますか、（父親に）優しくなれない、っていうのがありました。

語り 093

私たち娘は3人いたんですけども、3人とも一緒に住んでいなかったんです。「（父は）認知症なんだから、優しくしないといけないんじゃない？」って、姉が母親に言ったことがありましたが、母は「優しくなんかなれない」と。「なれるもんなら、あなたがしなさい」ということでした。そんな母親の気持ちがまた、父親に伝わってたのもあったのかもしれないな、と思います。

介護者25（プロフィール：p.605）

Voice »

妻は「家に変な人が来た」「お金を盗られた」と言ったり、町内のごみをガレージに集めたりするようになった

妄想

語り 094

妻が若年性認知症と診断を受けたときは、母も勤めてましたんでね。私も勤務してて、妻はひとりでここで生活してるのが多くて、それが1年半ほどあったんです。

妻は妄想というか、「変な人が来た」とか、「お金盗まれた」とか言うんですよ。それに、うちのガレージにごみがものすごく集まってたりとか。

私はそのとき、その病気がそういうことを起こすと知らないから、「誰や、こんないたずらしたんは」っていうんで、町内会にどなり込んでいったんです。それはひょっとしたら、家内はごみを（ごみ集積所に）持っていったはええけど、ごみをまた持って帰り、ほかのごみを持って帰ったりして、それを何度かしてたんやと思いますね。そこを私、見てないし、近所の方からも何も言ってもらえないから、結局、（ガレージが）そういうごみだめのような形になってましたね。

介護者14（プロフィール：p.602）

Movie »

母は嫉妬心が強くなり「夫にはほかに付き合っている人がいる」という妄想を抱くようになった

妄想

語り 095

実際に母と一緒に暮らしてた妹は、すごく大変だったみたい。仕事から帰ってきても、家に入れてもらえない状態があったんです。母は再婚した義父と妹とのことを色々と、ま、嫉妬心ていうのもあったみたいで、実際にはそういうのは本当にないんですけども、やっぱり勝手に思ってしまうのもあって、妹を家に入れなかったりとか、言葉で妹に対して攻撃したりとか。

結局、しばらくして妹は家を出ることになったんですね。母の嫉妬心は、まわりの人みんなに向けられていたんです。何かそれっぽい感じがあると、もうそういうふうに思っちゃう。例えば、母が義父とよく飲みにいってたお店があって、そこの従業員の人とか、そういうことがなくっても疑ってしまったり。あと、義父に付き合ってる人がいて、子どもがいて、っていう妄想を、もう勝手につくっちゃってて、「そんな人はいないよ」って言っても、「絶対いるんだから」って。「鍵までつくって」とか、すごく具体的なんですね。

それは病気になってからしばらくしてだったと思うんで、もう今はないですけども、嫉妬心は続いてる。聞いてて嫌んなっちゃうんですよね、ずっと言ってるんで。しかも、実際にないことなのに。実際に何もない人に対して、そういう思いをずっともっちゃってるわけですから、かわいそうだなって思います。

介護者19（プロフィール：p.604）

Movie »

認知症の症状とどう付き合うか

7

レビー小体型認知症に特徴的な症状

幻覚・替え玉妄想・認知機能の変動

レビー小体型認知症に特徴的な症状には様々なものがあります（p.165参照）が、ここでは、特徴的な精神症状と認知機能の変動[★1]について、認知症本人による主観的な報告を交えて紹介します。

○幻覚（幻視・幻聴・幻臭・体験幻覚）

レビー小体型認知症の人に特徴的な「幻覚」は、被害妄想とは異なり、視覚や聴覚、嗅覚、触覚などを通じて、実際にはそこにない人や物がそこにいる（ある）ようにはっきりと知覚されるものです。実際にはない音が聞こえたり（幻聴）、においを感じたり（幻臭）、痛みや熱を感じたり（体感幻覚）することもあります。これらは記憶障害などの中核症状が引き金となって生じる周辺症状というより、それ自体が中核症状としての認知機能障害の1つといえます。

これらの幻覚に反応する様子は、傍目《はため》には異様かもしれませんが、本人にとっては当然の行動や言動だったりします。認知症の人が見ている幻視や幻覚を頭から否定しない、虫などと見間違える可能性のあるものを見えるところに置かないなど、周囲の人が上手に対応することで、幻覚が消えることもあるようです。

夫はパンくずが虫のように動いて見えてトーストを食べられない

幻視

語り

096

いすとかに洋服をホイッと掛けとくと、夫はそれが人に見えるみたい。知らないおじさんとか、子どもとか。それから、夫がソファに向かって、「どうしたの、どうしたの」って言っていて、「もう日暮れだから、お母さん心配するから、おうち帰りなさい」って、小っちゃい子どもを諭すような言い方なんですね。かと思うと、「何だよ、人んちに勝手に入ってきて」って、また別のいすに向かって言ってるときは、説得してるんですよ。「勝手に人のうちに入ってくるんじゃない」って。「帰ってくれ」って言ってるときもあれば、そのうち壁に向かって、「皆さん、今日のミーティングは……」って、何か演説してる感じなんですね。あるとき、こうやって〔手をこっちこっちと動かす〕私を呼ぶわけですよ。「どうしたの?」って言ったら、「あのさ、今日、15人ぐらい来てるんだけど、おかず足りる?」とか言うわけです。

それから、動いてない物が動く。壁のシミも虫だし、お皿のパンくず、トーストした後、パンを割ったりとかするとパサパサと落ちるあのパンくずが、お皿の中で何十匹も動いてるように見えると。「虫がウヨウヨいる。食べれない」って。「ああ、だからトーストは食欲が出ないんだ」と思ってね。食生活から日常からいろんなところで、幻視のあれこれが起きるようになった。

介護者33（プロフィール：p.608）

Movie≫

主人の幻視を否定せず一緒に確認してポンと手を叩くことで幻視を消せるようになった

幻視

語り 097

主人が「虫とか蛇とかが見える」って言ったとき、「そんなのあるはずない」っていうこっちの視点でやると接点がないので、闘って疲れてたんですね。相手目線で受け止めるっていうのももちろんしたんですけど、ないものはないし、見えないので、受け止めすら不自然になってきちゃったんです。

で、何をやったかっていうと、「じゃ、一緒に確認しよう」って。彼が「蛇が」って言ったら、「どこに蛇がいるの？一緒に行って退治しよう」って、一緒に退治することもしたし、そばに行って「じゃ、触ってみましょう」って言って、彼が触ったり、私が触ったり。（彼が）「危ないから、かまれるから」とか言うと、「じゃ、私が触ってみるね」って手を出して、「あれ、いなくなった」って言う。こうして確認すると、「あ、それって、じゃあ、僕だけだったのね」ってことを何度も繰り返すうちに、動揺しなくなってきた。

「じゃあ、気持ち悪いの、消しましょう」で、わが家では「すっきり、さわやか、元に戻った。せーの、ポーン（手拍子）」って、この音と一緒に消すんです。「今のなし」みたいな。今までの不安も心配も、見えてたと思った虫や蛇もなし。で、すっきり、さわやか、元に戻って、平常心に戻りましょうって。潜在意識の活用でもあるんです。思いの中のものが消えると、現実は消えるっていうことの応用ではあるんですけど。「すっきり、さわやか」っ

Movie »

て言ってるうちに、「あ、消えた」っていうことが増えてきて、そのうち、「ポーン」て言うだけで、(主人は)「元に戻った」って言うし、わが家でのおまじないは結構いいですね。

そうそう、最近は、ベッドのシーツのしわとかを虫がウジャウジャいるって大騒ぎしてた主人が、自分で何回も(手を)ポン、ポン叩いて、「消えた、消えた」とかって、やってました。

虫が動いているように見えていたお皿の上のパンくずも、フレンチトーストに切り替えたんですね。そうすると、(パンくずが)パラパラ落ちないので、しっとりしたまま口に入れるわけですよ。おまじないは色々なところに応用して、食べ物に関してはカサカサしたものじゃなくて、しっとりしたものに変えるだけで、ずいぶんと改善できました。

そのうち、経験値で動揺しなくなり、そして抑肝散《よくかんさん》っていうお薬も、主人の場合は3週間目くらいから効果が出て穏やかになってきたので、「それも味方だね」って。「いろんな味方が増えてよかったね」「よかったね」「よかったね」を繰り返す中で、動じない気構えが本人の中にも出てきた、って感じですかね。

介護者33(プロフィール:p.608)

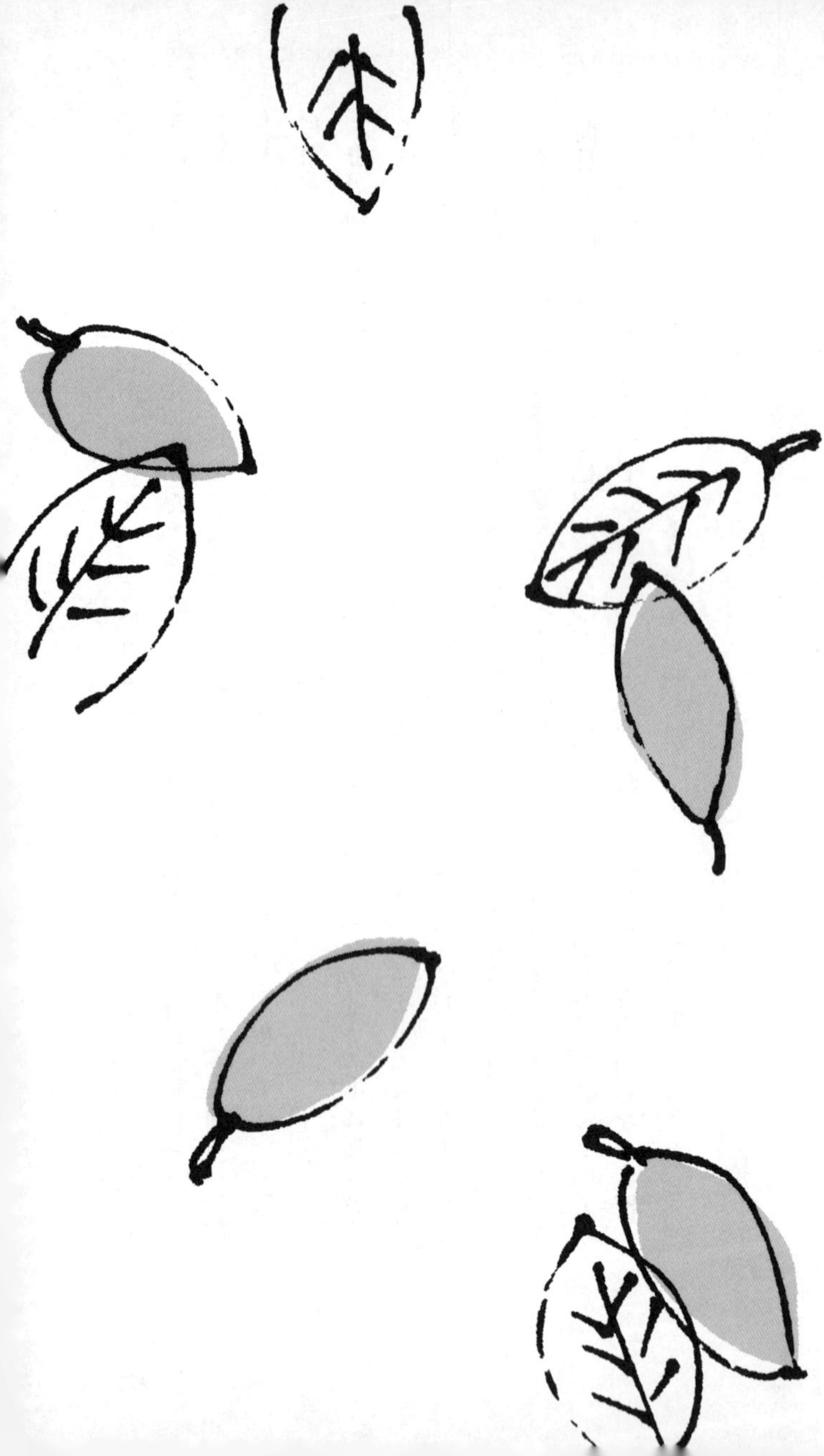

幻視はどれだけ見ても本物にしか見えない

幻視

語り 098

レビー小体型認知症の幻視は、認知の変動で、調子が悪いときに見えやすいっていうふうにどこにも書いてあるんです。でも私の場合は、具合が悪いときや頭がぼんやりしているとき、ぼーっとしているときに見えたことは一度もないんです。朝、新聞の社説を読んでいるときに虫が飛んでくるっていう状態で、まったく正常な意識、まったく正常な思考力をもっているときに見えます。

なので、うちの中に（知らない）人が見えれば、自分でわかります、「あ、これは幻視」って。で、わかってても驚きます、最初は。うあーって、突然出ますから。「あ、でも、ここに人がいるはずはないから、幻視なんだな」って思います。考えるんですね、一生懸命。でも、虫は考えてもわかりませんから、じぃっと見るんですけれども、……どれだけ見てもわからないです。本物にしか見えないので。ただ、じーっと見ていて、目の前でぱっと消えたら、「あ、幻視だったんだな」っていうことですね。

（幻視が）人にわからないように、すごく気をつけています。でも、失敗することがあるんですね。私、いろんな物が動いて見えるんです。床の模様とか、机の上のゴマとか。窓の外の風景が、電車に乗っているときのようにざぁーっと横に動くとか。駐車場の車が自分に向かってざぁーって動いてきたように見えたときがあって、あわてて止めようとした

Movie≫

んです。そしたら、一緒にいた人に「気でも狂ったか」って言われて。まあ、（動くことが）ありえないものなら、「幻視が見えるんだ」って自分でも思いますけれども、車は（実際に動くものなので）ほんとに動いたと思って、びっくりしました。

だから、（レビー小体型認知症の人が）家の中で知らない人を見て、棒を持っていって振り回すとか、警察に電話するとかっていうのは、BPSD（認知症の行動・心理症状）だと言われますけれども、それは決してそういうものではなくて、まったく正常な反応、正常だからこそする反応だっていうことは、自分がそうなってはじめて、よくわかりました。

本人11（プロフィール：p.613）

○替え玉妄想

「替え玉妄想」（「カプグラ症候群」と呼ばれる）は、今、目の前にいる自分の家族が実は偽者で、本当の家族はどこか別のところにいる、と主張するものです。

その原因についてはまだ完全には解明されていませんが、脳の中の、顔を見てそれが誰であるかを認識する部分と、親しい人と触れ合うときにわき起こる感情をつかさどる部分がうまく連動しなくなっているからではないかと考えられています。そっくりだけれども親しみを感じないので、偽者だと思うようです。

○認知機能の変動

レビー小体型認知症のもう1つの特徴として、時間や場所、周囲の状況に対する判断力や理解力、計算能力などの認知機能の変動があげられます。他のタイプの認知症でも、時間帯や日によって多少の認知機能の変動はみられますが、レビー小体型認知症では、調子のいいときと悪いときの差が大きいといわれています。

こうした変化は、血圧の変化などの自律神経症状と関係していて、ストレスや気象条件とも関係があることが指摘されています。しかし、これらとは関係なしに認知機能が変動して、自分ではコントロールできないこともあるようです。

夫はカプグラ症候群が出ると、私を偽者だと思って大声を出したり大股で歩いて追いかけてきたりする

替え玉妄想

語り 099

主人には、カプグラ症候群っていう、私以外の偽者っていうんですか、どうも出てくるんですよ。特に夜とか夜中に、ちょっと振り向きざまに「どっから来たんだ」とか言うんですね。「うちのやつの洋服、勝手に着て」みたいな。侵入者だ、偽者だと思ってるから、排除しようとするんで、当然手が出るし、追いかけられるし、ギュッとつかまれるし、はねのけられるし。で、痛い思いをするわけなんですよね。「私だよ、私だよ」って言えば言うほど、「なりすまして！」みたいに言う。

そのときの（主人の）大きな声と、大きな力と、「こんなに動けるなんて……。すり足だったあの日常はどこに行ったの？」って思うくらい大股で、階段もどんどん、どんどん（昇り降り）できるし、すごいですよ。だから怖い。

でも、痛いもあるんですけど、心の奥のほうで、「こんなにできるんだ」っていう（主人の）可能性にうれしい気持ちもわいてきたりする。泣きながらとかね、つらい思いしながらも、可能性に触れたときの希望の喜びとか。何かすごい、何かこう、ジェットコースターのように〔笑〕、１つの場面で、私の中で過激な心模様が入れ替わりしてるんですね。

介護者33（プロフィール：p.608）

Movie »

父が突然、娘の私に「あなたは副社長だ」と言い出した 夫や孫はわかるのに娘はわからないようだ

替え玉妄想

語り 100

父が突然、娘である私に向かって「あなたは副社長だ」って言い出したんです。「えっ、違う」って言ったら、「じゃあ、そこの副支店長だ」とか言って。「私は娘だ」って一生懸命言い張ったんだけど、全然わからなくて。で、主人を呼んで、主人が「お父さん」って声かけたらわかるんです〔笑〕。何かそこでね、すっごくショック受けて……。まあ、皆さん、そうなのかなと思うんだけども、親が子どもをわからなくなったっていう瞬間、そこがもう本当にショックで。

それで、（父は）主人のことはわかるんだと思って、「じゃあ、孫の名前は?」って言ったら、ちゃんと言うんですよ。で、「娘は?」って言ったらね、言わないんですよ。子どもたちもやってきて、「おじいちゃん、どうしたの?」って。父は孫たちのことはわかるから、普通に話してるんです。なのに、（私が）「じゃあ、この人、誰だかわかる?」って私を指したら、「わかんない」って。「あらー」と思って〔笑〕。「おじいちゃんの子どもだよ、娘だよ」って言ったら、「えっ? 何でここにいるんだ。嫁に行ったはずだ」って……。で、しばらくしたら、せん妄が解けたのか、ふっと戻った感じで、「ああ」って言ってくれたんだけど、その20分か30分の出来事だけど、すごくショックで、その日、私、寝込んじゃってね〔笑〕。

介護者34（プロフィール：p.608）

Movie »

ストレスのかかるような言葉を言われた瞬間ぐったりして動けなくなってしまう

認知機能の変動

語り 101

ストレスがかかったら、その瞬間に悪くなるのがわかります。その瞬間から、動けなくなる感じがあるんですね。何か、非常にストレスのかかるような言葉をひと言言われた瞬間に、もう、ぐったりして動けなくなったりとか。毒を飲んだような感じでぐったりしちゃいますね。ストレスが一番悪いです。

天候もそうで、雨の日とか、一番悪いのは台風。低気圧がダメなんです。自律神経の障害もあるので、そのせいなのか何なのかわかりませんけれども。台風が近づいてくると、やっぱり動けなくなって、ぐったりして、すごく苦しいんです。何か、「助けて」「ここから出して」みたいな。出られませんけどね〔笑〕。

この前、台風が来たときに、血圧を測ってみたんですね。どうなっているんだろうと思って。そしたら、台風が近づくにつれて、血圧がどんどん下がっていきました〔笑〕。測り始めは上が90だったんですけども、どんどんどん下がってきて、80、81とかになったんですね。そのへんからもうろうとして、もうそれ以上測れなかったんですけれども。で、しばらく死んだように寝ていて、夕方、台風が過ぎたら（血圧が）上がる。それ、いつでもかどうかわからないんですけども、そのときはそうでした。

「台風のときは、そうでもないよ」っていうお話も聞いたことがあるんですけれども、

Movie »

私の場合は、低気圧のときは拷問にあっているような苦しさを感じますね。だから、台風が来るっていうと、はぁ……、何か怖いっていう感じになりますね。

あと、寒暖の差ですね。1日の温度差が激しいとか、昨日は暖かかったのに、今日はすごく寒いとか、そういう気温のアップダウンで、すごく体調が悪くなります。だから、春先とか秋とか、梅雨もあまりよくないんです。春先は毎年ひどく具合が悪くなって、毎日ぐったりしていますね。まあ、個人差があるんでしょうけれども、そういうことにひどく影響を受けます。

本人11 (プロフィール：p.613)

〔注釈〕

★1 幻視や認知機能の変動は、アルツハイマー型認知症や脳血管性認知症でもみられる症状であり、これらの症状があるからといって、レビー小体型認知症であることにはならない。診断はそれ以外の症状や画像診断などから総合的に判断されるので、診断に疑問がある場合は専門医に相談するとよい。

読み解く

「症状」探しという症状

井口高志
（奈良女子大学・社会学者）

一般的に困り事があるとき、私たちはどうするでしょうか。1つは原因探しです。なぜそれが起こっているのか、誰が、どこが悪いのか。できることならその原因をなくしてしまいたい、と思います。認知症だという診断を受けることの意味の1つは、ここにあります。突然、これまでできていたことができなくなる、あるいは、何か様子がおかしく、トラブルが増えた。そうした不可解な状況は、私たちを不安にさせます。特に、相手が親であったり、配偶者であったりするとき、相手にいらだつことも多いでしょう。「私に意地悪をしているのではないか」「ちゃんとしようとする努力が足りないのではないか」――そんなふうに疑心暗鬼に思うこともあるかもしれません。逆に、自分の接し方が悪いのではないか、などと思ってしまうこともあるでしょう。親密な間柄だと、特にそういう思いが深まるかもしれません。

そうした状況に陥ったときに、それが「症状」であることがわかると、謎が解けます。認知症がかつてボケや痴呆と呼ばれていた頃は、周りを困らせる行動は「問題行動」という言葉で表現されていました（現在は、周辺症状やBPSDと呼ばれることが多いと思います）。それに対して、その行動は、脳の変性を引き起こす原因疾患から端を発する「症状」である、そのように理解すべきだ、ということが専門家からしきりにアドバイスされてきました。そして、こうした理解の必要性が強まり、認知症という言葉に変わっていきましたが、「認知症」には、よりいっそう「症状」としてとらえること、故に、受診することの必要性を説こうという意思が込められている、といえるでしょう。

しかし、「症状」だとわかることは、問題解決における出発点でしかありません。その原因が簡単に取り除くことができないものだったら、どうでしょうか。あるいは、その原因から引き起こされる症状が、その人の生活の状況に応じて多様なものであったら？　認知症とはそういうものなので、解決策にも多様性があるのは言うまでもないことです。薬による治療もあるでしょうし、周りの人が適切に接して、環境を整えていくということもあるでしょう。そうしたことに試行錯誤し、より良い解をみつけていくことが、今、この時代の認知症への対応といえるでしょう。２０００年代に入って特に、認知症の症状に対する知識と対応技術は、大きく進展してきたといえます。

以上のことを踏まえた上で、「症状」と名づけることそのものが、問題の解決の幅（想像力）を狭めてしまう可能性も心に留め置く必要があるのかもしれません。「症状」という言葉は、認知症の問題を、より医療やそれをベースとした専門家に近い特別な問題として扱う必要性を暗黙に示しているように思います（これを社会学の言葉で「医療化」といいます）。もちろん、原因疾患がわかることで、不適切な薬の処方を防げたり、主要な中核症状（もの忘れなのか、幻視なのか、など）を明らかにし、周りの人が気をつけるべきことを示唆してくれたりするので、重要なのは間違いありません。

しかし、認知症に伴う「問題」とは、それだけではないはずです。例えば、認知症の本人の立場からみたとき、周りの人からは「徘徊」という「症状」で名指されることは単なる「散歩」かもしれず、ひょっとしたら本人にとっての問題は、周りから「症状」だとみなされて、対処されること自体なのかもしれません。半分冗談まじりに言うと、その人が「認知症」だということがわかったら、周りの人たちは「その人の行動を症状とみなしがちになってしまう症状」を発症しているのかもしれないのです。

また、いまや「周辺症状」を理解するためには、その人の思いや背景にある生活史を汲み取るべきだということは、認知症の基本的知識となってもいます。しかし、相手の思いを汲み取ることは、別に症状への対処と関連づけなくてもいいはずです。実際に、「症状」とは関係なく、本人の「思い」の発露や実現を支援する試みが生まれてきています。

症状とは、あくまでも起きている出来事を整理するための有力なツールの1つにすぎないこと。また、認知症と呼ばれる人の生き方や人生は、「症状」という言葉では言い尽くせないこと。当たり前かもしれませんが、「症状」にこだわるが故に時に忘れてしまう、これらのことをどこかで意識しておくことが重要なのではないでしょうか。

認知症になるということ

1

認知症と向き合う本人の思い

インタビューに答えていただいた認知症本人の皆さんは、診断からおよそ3年ほど経過している方たちでした。この方々は「病識」（「自分が病気である」という認識）をもって、診断からの年月を過ごしてこられたわけですが、記憶をはじめとする様々な認知機能の低下や変動をどのように感じておられるのでしょうか。

今まで普通にできたことができなくなっていくことに気づいたり、指摘されたりすると、つらくなったり、さびしく感じる、と多くの方が語っています。

そうした不安と向き合いながらも、ありのままの自分を受け入れ、日々の暮らしの中に小さな喜びを見出しながら、前を向いて今を生きる心の声を、いくつも伺うことができました。

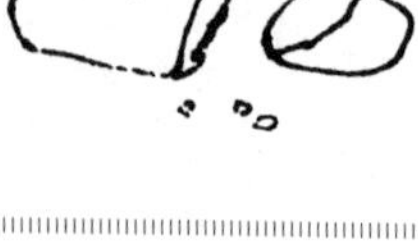

帰ってくるものは帰ってくるし帰ってこないものは帰ってこない

認知機能の変化に伴う不安

語り 102

――毎日、不安なこととかって、ありますか？

不安はね、あるけど……もうしょうがないのよ、そういうのは。そういうふうにしても、どうしようもないでしょ。だから、そういうときはもう……もう、いいの。

――不安を感じることがあっても、どうしようもないから、もういいと。

そうです。帰ってくるものは帰ってくるし、帰ってこないものは帰ってこない……そんな感じです。はい。ほんとにそうでしょ。

――毎日、楽しみにされてることって、何かありますか？

うん。あのー、お花。花は好きです。やっぱり、あのー、すごいのっていうのよりは、えっと、ちょっとかわいいなっていうような、そういうのが好きです。

――それをどこかに探しに行かれるんですか？

いや、それはね、すぐそこにあるんですよ。でも、それはね、本当に小さいので、かわいそうなので、もうやめました。見てるだけ。だって、あんまりかわいそうでしょう。毎日それを見ると、「あ、まだ頑張ってるのね」っていう感じ〔笑〕。**本人03**〔プロフィール：p.610〕

Movie »

今までは考えなくても
自然にできたのに
今は何かをやっていると
一瞬立ち止まってしまう
すごくさびしい

認知機能の変化に伴う不安

語り

103

――今まで普通にできていたことが、だんだん、段取りが悪くなったりとか、忘れることが多くなったって、ご自分で気づかれたとき、どんな気持ちになりますか?

いやあ、すごいさびしいですね。今までできていたのにね、どうしてって。別に考えてなくても、手が勝手に動いてくれたりとかね、ありますでしょう。あと、(何かを)やっていて、一瞬、「あっ」って、こう、何ていうの……立ち止まっちゃうこともありますからね。だから、やっぱり、「これが、ぼけが進んできたってことなんだろうな」とか思うんですけどね。

本人10(プロフィール:p.612)

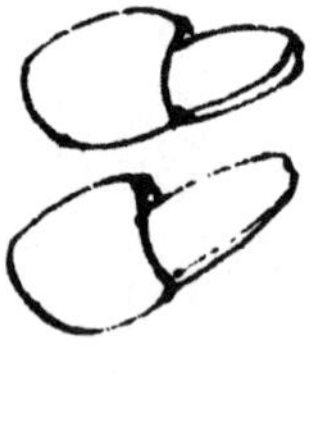

Voice»

「どうして自分がアルツハイマーになったのか」そればかり考えていたが「私は私だ」とようやくわかった

ありのままの自分として生きる

語り
104

「どうして私がアルツハイマーになったんだ」っていうことは、毎日毎日ありましたね。「私が悪かったのか」っていうんではないんですけど、自分が悪いことしたからこうなったんだっていうのを、やっぱりね。

だから、そういうことではないということを、やっとわかるようになったような気がするんです。それがまあ、よかったんじゃないかなと思いますね。何て言うか……そうだったんだっていうことを、やっとわかった。やっとですね。ほんとやっと、やっとだと思います。

──アルツハイマーになったことの意味は、何かご自分の中であると思われますか？

そうですね……、私がアルツハイマーになったということが、最初は「何でだ？」って思ってましたけども、「私は私」であるっていうことを、やっとわかった。そこに至るまでに、相当格闘したわけですけど。

本人05（プロフィール：p.611）

Movie »

「公表しよう
堂々と生きていくぞ」
と思ったときに
何かぱーっと開けた
ような感じがした

ありのままの自分として生きる

語り 105

いつもね、知られたらどうしようという……なんかこうビクビクビクビクビクして、なんかこう硬くなって生きているような。

（自分が認知症だということを）隠して生きるというのは、怯えているんですね。

でも、「公表しよう、名前も顔も公表しよう」って。レビーは、皆さんが思っているような病気とは違うんだということを伝えていこう、って思ったときに、スカッとしたっていうか、ま……いいんだって。私はもうこれから堂々と生きていくんだ。……私は、もう、怯えて生きていくのは嫌だ。堂々と生きていくぞ、って思ったときに、……何ていうかな、何かぱあーっと開けたような感じがしました。

もちろん、怖いのはあるんですよ。扉をバーンと開けたときに、向こうに何がいるのかはわからない。こんなネット社会で、もちろん、誹謗とか中傷とか、……うざいとか、きもいとかっていうのが出てこないっていうことはないと思うんです。必ずあると思うんですね。世の中いろんな人がいますから。

でも、たとえそれがあったとしても、そんなのは気にしない。もう、私は堂々と生きたい。ビクビク怯えながら、生きるのは嫌だと思いまして。

本人11（プロフィール：p.613）

Movie ≫

認知症を公表したことで
色々な人が気軽に
声をかけてくれる
自分もみんなの中に
入れるようになった

新たな喜び

語り 106

――病気になってよかったと思われることはありますか？

あの、何ていうか、みんなが……、友人が来てくれるの。友人の中に、スッと入れるようになったんですね。で、いろんな人とも行ける〔交流できる〕ようになったし。それはすごくよかったですね。

ラジオ体操は毎日、してるんですよ。そこにはいろんな人たちがいて、そこで話をしながら、やっているの。誰でも一緒に行って、エンジョイできるところなんですね。みんなにもう、自分はアルツハイマーだっていうことを話しましたから、だから皆さんも平気で話してくれるんですよ。

――病気のことを話す前は、あまり外に行かれなかったのですか？

うん、行かなかったですね。行けなかったっていう感じですね。「こんなところで、自分がみんなと一緒にできるだろうか」っていうような気持ちがありましたね。

――ラジオ体操みたいなこと、ひとつとっても？

ええ、そう、そうです。

本人05（プロフィール：p.611）

Movie »

認知症になるということ

2

認知症本人の家族への思い

認知症の症状が進んでくると、次第に言葉でのコミュニケーションが難しくなってきますが、家族は本人のちょっとしたしぐさに、相手の気持ちを読み取っているようです。ここでは、若年性認知症本人の家族に対する思いについての語りを紹介します。

●パートナーに対する思い

家族の中の関係性も、病気の診断を受けて変化していきます。特に、現役で働いていた夫が認知症になった場合、夫婦間の性別役割に変化が起こり、双方とも思うようにいかないことにストレスがたまって、衝突することもあります。そんなときは、夫婦の関係を良好に保つために自ら努力をしている人もいます。

●子どもに対する思い

同居の有無にかかわらず、高齢の認知症の女性は娘と密接な関係をもっており、認知症のために娘に世話をかけていることについて申し訳なく思っている人が多くいるようです。

以前は妻に「おい」「飯」と言うだけだったが今は必ず「ありがとう」と言っている

パートナーに対する思い

語り 107

――病気になってから、奥様との関係性で変わったことってありますか？

元気なときは、妻には「おい、持ってこい」「飯」、それだけ。病気になってからは、1回もそういうことはしません。もう必ず「ありがとう」。笑顔。(笑顔をつくるのは）大嫌いですけどね、男やから。

私は、病気になるまでは自信満々でしたから、それを消すというのが、ものすごく苦しかったです。夫婦ですから、わかりやすくするようにですね、私がすべて、叱られるほうを取りました。(軽い口調で)「はい、ごめんなさい」というふうな言い方はね、人をバカにしたような感じがありますね。だから、本当に「ごめんなさい」っていうような言い方を、練習したって言ったら悪いんですけれど、そういうことを努力して、自分で「ごめんなさい」の練習もしました。

今は、どんなに叱られても、私は「はい、わかりました」です。「ノー」とは絶対言いません。妻が時々、ま、ストレスか何かがあって、私に突っかかってくることもあります。それを全部私が受け取ります。だから、「あれは俺のせいではないぞ」とかね、そういうことは絶対言いません。最後まで叱られて終わるようにします。

本人04（プロフィール：p.61）

Movie≫

夫は以前は「愛」なんて言葉は言わなかったが今は何かにつけ「愛しているよ」と言う

パートナーに対する思い

語り 108

夫は、（病気になる前は）結構理屈っぽかったり、筋を通さないと気が済まなかったり、情よりも知のほうみたいな感じだったと思います。

今はしょっちゅう何かにつけて「愛しているよ」って言うんですね。私が無理やりつかまえて、シャワーをお風呂場でワァーッとかけていると、「あー」って反抗しながら「ママ愛してるよ」と言う。最近は、その大暴れを封じるために、ふっと「私を愛している？」って聞くと、「愛している」って言うの、びしょ濡れのままで。「あ、じゃ、いいわ」っていう感じで〔笑〕。

今朝も笑いながら、ご機嫌よくて「ママは僕のこと愛しているの？」って言うから、「いやあ、どうかしら」とか、「どうにかこうにか」とか言うと、「え、それはどういうことだ」って、オロオロしたりしていますけども〔笑〕。何か、そういうことを簡単に口にするようになったんですね。人をほめたいのかなぁって。

今までは愛なんて言葉、全然言わなかったですね。「僕らは、愛し合っているから夫婦になったんだよね」とか言うんです。ほんとに何か単純になってきている。ストレートっていうんでしょうかね。「子どもたちもかわいいしね」とか「長女と長男の名前は、誰がつけたんだっけ」とか、ほんとに原点に返っているような。

介護者31（プロフィール：p.607）

Text≫

妻の下《しも》の世話をしていると、妻は私の頭をなでてくれる「ありがとう」という意味だろう

パートナーに対する思い

語り

109

――奥様に対して、愛情を注いだ分だけよくなったとか、反応があったとか、そういうことが感じられますか？

そうですね。やっぱりまあ、（家内の）顔、表情の変化も確かなんですけどね。私がいないと、不安になってるときも結構あるんですわ。だから、自分で勝手に思ってることかもわからへんけども、私がこう移動するたびに、こう追っかけようとする。自分が立てないにもかかわらず、私が部屋から出ようとするときは家内がこういうふうな〔腰を浮かせるような〕形になって、やっぱり自分も一緒に行こうっていう、そういうしぐさが見えるのが特にかわいいですね。

で、（私が家内の）下《しも》の世話したときは、（私の）頭、こう、なでるようにね。私、下の世話するとき、こうかがんでるから、（家内は）頭なでるように、こう。動かない左手はあれですけど、右手でこう、家内が頭をなでてくれる。それが、ものすごくうれしくてね。「ありがとう」っていうことになるんやろうなと。言葉では出せないけど、身体で、手で示してくれてるのかな。そういうのが、自分が今、家内に介護で愛を注いでいる分、家内は愛で受けてくれてるんのかな。

介護者14（プロフィール：p.602）

Movie »

認知症のためにへまばっかりしていて娘に迷惑をかけているもっとしっかりしないといけないと思っている

子どもに対する思い

語り 110

――今、具体的に娘さんにどんな迷惑をかけているって、ご自分で思っていらっしゃるんですか？

私、忘れることが多いし、することがみんな何か……とんちんかんなことするし、へまばっかかしてますから。娘に迷惑ばっかかけとるもんで、もっとしっかりできるもんなら、とは思うてます。人から見たらちょっと変な〔笑〕行動とるっちゅうか、きちっとすることができないんです。自分ではしたつもりでおるんですけども、引き出しなんかも、ドアなんかもみんな、きちっと閉めておかんと半開きになって。ジップの袋のもキチンと閉められやんと、みんな半開きであったり、フタなんかもきちっとできないし、自分でもおかしいなと思ってます。まあ、はじめからはそういうことをきちんとやるようなタイプじゃないけども、それがさらにひどくなってきて……。

――戸棚が閉まってないとか、フタを閉めていないっていうのは、ご自分で気づかれるんですか？

気づきません。気づくぐらいならすると思いますけど。後になって教えてもろうてます。

――そうやって娘さんに教えてもらったときに、どういう気持ちになりますか？

「あー、忘れとったわ」っていう気持ちです。そのことが申し訳ないなぁって、いつも思っています。

本人12（プロフィール：p.613）

Movie≫

娘にずきんとくる言葉を言われることもあるが自分が同じ立場だったら親がぼけてきたら気が気じゃないだろう

子どもに対する思い

語り 111

――家族でも、もうちょっと言い方を気をつけてほしいって思うことはありますか？

それは、ありますよ〔笑〕。そこまで言わなくても、って。ま、いつもじゃないんですけど、たまに、ずきんとくること、ありますからね。でも、まあ、子どもにしてみれば、親がこんなにぼけてきたら、ほんとに気が気じゃないだろうなって、そういうふうにもとりますけどね。……私がそういう立場だったら、やっぱり「あーあ」と思うだろうな、って。でも自分は、忘れちゃったことを忘れている〔笑〕。

思い出そうと思って、ゆっくりゆっくり話をしようとするでしょう。そうすると、今までちゃんと話をしていたのが、もたもたしゃべっているから、あの人〔娘〕、すぐ先回りして何か言おうとする。そういうのはわかります。やっぱり私、もたもたしているんだなって、自分で思いますもんね。

〔私の〕母たちも、年とってから、随分ぼけていたと思うんです。認知症なんていう言葉はなかったもんですから、〔周囲は〕みんな、「年寄りになったから、ぼけたんだわ」とか言って、あれ〔病気〕だと思っていなかったんですけどね。だけど、自分がそういう立場になったら、「ああ、認知症って、こういうことなんだわ」と思うと、すごくずしっとくることもありますね。

本人10（プロフィール：p.612）

Voice≫

子どもたちに病気のことを伝えるときは希望とセットで伝えようと思った

子どもに対する思い

語り 112

子どもに〔自分が認知症だということを〕話すまでには、結構時間がかかりました。やはり、絶望とセットで伝えるわけにはいかない。希望とセットでないと、伝えることはできない、と思ったんですね。自分は医師から、絶望とセットで与え〔伝え〕られたんですけれども……。なので、自分でもすごく調べました。すごく勉強もしましたし、いろんな論文も読みましたし。

調べていくうちに、必ずしも、そんな急激に進行してダメになるわけではない〔ことがわかりました〕。例えば、レビー小体型認知症という名前がついているのに、全然認知症〔の症状〕が出ない方がいる。認知症っていうのは、認知機能が低下して、自立できない状態ですよね。そうはならない方がいらっしゃるっていうことがわかって、それはすごく希望になりました。進行も、個人個人でかなり違う。急激に悪くなる方もいるけれども、10年進行しない方もいる、っていうこともわかりました。

それで、「よし、大丈夫だ〔笑〕。これなら子どもに言える」と思いまして、子どもに「私はこういう病気だけれども、大丈夫だから」ということを伝えました。

本人11〔プロフィール：p.613〕

Movie≫

認知症と診断されてから
いいことは何ひとつない
強いて言えば
家族がいなかったのは
よかったと思う

家族に関する思い

語り 113

ほんまに……はい。〔しばらく間〕何やまあ、認知症言われてから、ずっとそれからええことなんか何ひとつないですもんね……。ほんま情けない。まあ、強いて言えば、まわりに家族いてないのがよかったな、と思てますわ、逆に。それはよかったですわ……ええ。

――お兄様は、病気のことはご存じですか？

いえ、いえ。知りません。もう全然連絡とってないし。僕がこういう病気やいうのも、全然知らないですね。

――ご自身で、先々のこととか、何か考えられることはありますか？

いや、何も考えてないです。そやから、もう考えないようにしてます。どうなるやろいうて、考えてもしゃあないな思て。いっときはそんなんばっかり考えてましたからね。今はもう、できるだけそれは考えんようにしようと。でも、考えますけど……変な夢ばっかり。

本人06（プロフィール：p.611）

Text »

認知症になるということ

3

病気であることを伝える

ここでは、本人や周囲の人に「病気を伝えること」にまつわる家族の思いについての語りを紹介します。

●病気をいつ、誰に、どのように伝えるか

近所の人や親戚、友人、職場にも、家族が認知症であることを伝えておくことで、サポートが得られることも多いですが、どう話せばいいのか、迷う人もいます。その迷いは、若年発症であったり、一般的に認識されていないレビー小体型や前頭側頭型の認知症では、より深まるようです。

また、診断を聞いた家族が、本人に、いつ、どのように伝えればいいのか、葛藤していることもあります。伝えることで本人は苦しむかもしれないけれども、家族で隠し事がなくなり、ともに闘っていく覚悟ができるというケースもあるようです。

夫の病気のことは職場や友人、親戚にも話している
サポートしてもらえるし隠さず済むので気が楽だ

周囲の人に伝える

語り 114

夫の病気のことは、私の会社の人には伝えています。1か月半に1回とか病院に連れていかなきゃいけなかったりするのと、あと、やっぱり、基本的には、泊まりの出張とかはしないようにしているので、そういうのをわかっていただくためにも、上司とか、社長にも全部言ってます。私、実は転職して今の会社に入ったんですけど、入るときにそれも言って入ってます。（夫の病気のことは）すごく仲のいい友だちにも言っているし、私の兄弟とかも知っていますし、親戚も知っています。

変に隠さないほうがみんな面倒みてくれるし、そういうことをわかって、例えば、ちょっと何かあっても、病気だからっていうので許してもらえたりとか、逆にサポートしてもらえるんで、言っても大丈夫な人には、言っちゃったほうが気が楽ですよね。まあ、そのご家族それぞれの事情もあるとは思うんですけど。うちは、別に隠しておく事情もないので、言っちゃってます。

介護者03（プロフィール：p.599）

Voice »

医師やケアマネから母の病気のことを近所の人に伝えるよう言われた

周囲の人に伝える

語り 115

昨年の12月に〔母が〕主治医から認知症という診断を受けて、同時に「近所の人には、お母さんが認知症であることは、はっきり伝えてください」っていうふうに言われたんです。私、びっくりして、「えー」って。やっぱり、人間関係って、あまり複雑にしたくないですよね、誰でも。だから主治医の先生に、「それでも、言わなきゃいけないいんですか」って、反射的に言ってしまったんです。そしたら、「それでもです。それでも言わなければいけません」って。

診断がついて、ケアマネジャーの方にも、「やっぱり、ご近所には言わなきゃいけないんですか」って聞いてみたんですね。そしたら、主治医と同じ顔をして、「はい、言わなければいけません」って。はあ、そうなんだ、そういうものなんだ、って感じで。

そのことを、父と母と姉も交えて話したんですけれども、母はやっぱり、突然のことだったので、〔近所の人に話すことについては〕「うーん、そういう気持ちにはとてもなれない」って言うんですね。で、父は父で「お母さんがかわいそうだ。俺は言いたくない」って感じで。それで、年が暮れたんです。

年が明けて、1月になって、お正月のお祝い事も一段落したところで、母が私に向かって、「やっぱり、言わなきゃいけないよね」って言い始めたんですね。「え、何が？」って

Voice »

聞いたら「病気のことは、やっぱり、ご近所の人にはね、言わなきゃいけないよ。私、そう思うようになった」って言うから、「まだ診断を受けてからそんなに経っていないのに、そんなに気持ちが変わるものなの？」って聞きましたら、「うーん、やっぱり怖い」って言うんですね。まあ、ちなみに車の運転をやめたときにも、「自分が怖くなったから、やめる」って自分から言ってきたので、今回のことも、その母の判断を私は信じることにしようと思いました。

ケアマネジャーさんが毎月月末にいらしてくださるので、ケアマネさんに相談してみようと思って、「母が、年が明けたら、『ご近所の方にも言わなきゃいけない』って自分から言い出しました」って言いました。で、「どういう言い方をしたらいいでしょうか」って聞きました。認知症全体の2割って言われているレビー小体型という病気をあれこれ説明したところで、そんなにわかってもらえるものだろうか、って思って。「いやあ、私の認識はこうですから、皆さんに色々と説明しても、すぐにはわかってもらえんじゃないですか」って言ったら、「細かいことは言わなくていいです。大ざっぱな病名と、『何かあったらよろしくお願いします』っていうことだけ言ってください」って、スパッと言ってくださったんです。「じゃ、そうします」ってことになりました。

介護者35 (プロフィール：p.609)

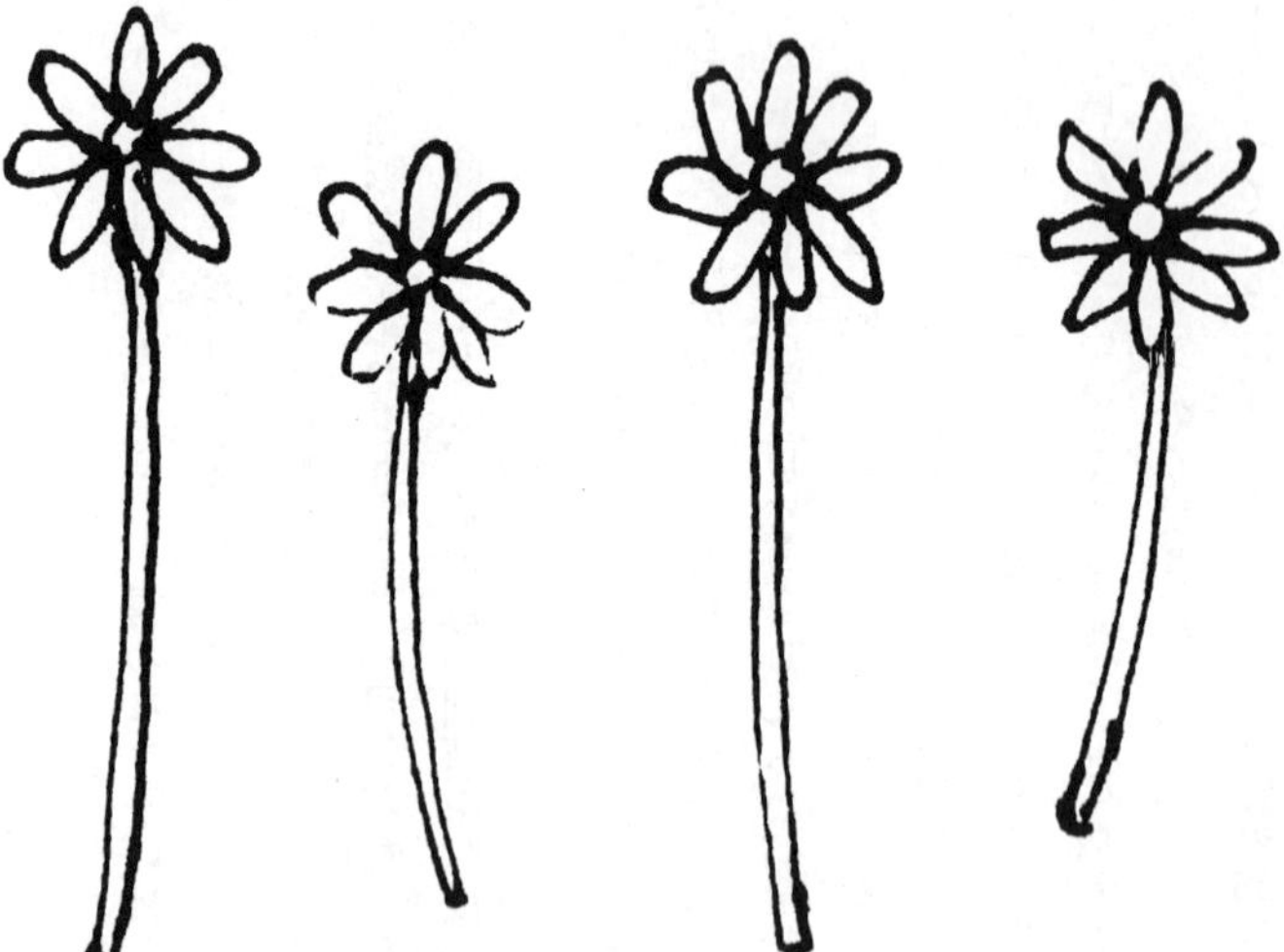

前頭側頭型認知症の夫は
近所の人に挨拶しない
説明のしようがないし
どこかに引っ越したいと
思うこともある

伝えることへの躊躇

語り
116

（発病する前の）主人はコミュニティで頑張っていたので、皆さん、たぶん変だと思っているんじゃないでしょうか。相貌失認という症状で、人の顔がわからなくなるというのもあるのですが、（知り合いに）道で会っても、主人は「あ、どうも」っていう挨拶ができていないと思うんですね。

この間もうちの駐車場に車を入れてたら、近所の人が（主人に）「久しぶり」っておっしゃったんです。私は車の中にいて、主人が降りていたんですけど、気をつけの姿勢で立っているだけで。その方もちょっと耳が遠い女性なんですが、「あら？」という表情で行ってしまわれて。私は降りて説明する間もなかったんですけど、まあ、説明のしようがないかなと思って、言わずにいました。

どっかに引っ越しちゃってもいいかなとか、時々思うんです。この街にいる限り、主人は同じところにいつも歩いていって、同じ行動をとる。（病気ならば）ある程度許されることであっても、本人にとっても、みじめというんでしょうかね。いろんなものを袋とか洋服の中に入れて持ち帰ることを、（病気だから仕方がないと）皆さんから認めてもらえる日が来るのか、疑問ももっています。でも、子どもたちにとっては、家は自分のうちであるし、主人も自分のうちだと思っているので、迷うところです。

介護者31（プロフィール：p.607）

Text»

妻は母親の告別式で突然「自分が認知症になりお母さんに十分な看護ができなかった」と話した

本人自身が伝える

語り 117

女房が認知症の診断を受けて、治療を受けながら、自分の母親の看病をするっていうのは、やっぱり相当、精神的にも結構しんどかったというのがあります。お母さんが亡くなったときの葬儀にも、（女房は）ショックでやっぱり出席ができなかったんです。疲れとショックで寝込んでしまいまして、翌日の通夜には出られなかった。告別式には出席できたんですけどね。

親戚の皆さんが関西からみえられて、葬儀の後に女房が一応挨拶したんですけど、そこで自分がアルツハイマーになったということをはじめて皆さんに話をしたんです。自分が病気だったんで、（お母さんに）なかなか思うような看護ができなかった、って。そのとき（女房から）私には、事前に（自分の）病気のことを話すという話は全然なくて、いきなり親戚の前でそういう話をしたから、皆さん、驚いたんですよね。亡くなったお母さんの話よりも、女房の病気の話、僕にいろんな質問がありました。「どういう病気なの」とか、「今、どうだ？」とか。

――そのことによって、ご親戚との付き合い方が変わったとか、そういうことはありますか？

ないですね。ないです、まったく。あとは一応、親しい友だちには全部、電話とか郵便で女房の病気のことをお知らせしました。

介護者04（プロフィール：p.599）

Movie≫

自分が認知症だということを知ることで本人の意識も変わるので本人には早く言ったほうがいいように思う

本人に病気のことを伝える

語り 118

うちの場合は、最初の診断で、本人〔妻〕の目の前で「認知症だ」とバンって言われてしまった。そんなことで、本人自身が「私は認知症やねん」って、最初から言うてんですよね。診察んときに（本人が）「私は認知症、言うてます」って先生に言ったら、「あんた自身が言うてんか？」「言うてます」「そう。あんまり言わんほうがいいんやけどな」って言われるぐらい〔笑〕。今はもうね、むしろ僕のほうが控えめに言うてるぐらいです。

そやから、後からになってから、「ああ、あんとき言うてもうて、よかったんやな」思てね。（まわりにも本人にも）隠すこともなく、言えるしね。

交流会の中でも、「うちはまだ本人は知らないんです」とかいう人、かなりいらっしゃるんですよね。そやから、僕は「早めに言ったほうがいいんじゃないですか」言うて。それをすることによって本人の意識も変わるし、「もう俺はダメか」と思ったり、「俺はそんな病気やったんか」ってしょげる人もおれば、「あ、それやったら俺、そんな病気には勝っていくわ」って言う人も出てくるし。結果はどうであれ、家族自身が言わへんかったら、先生に言ってもらうとか。とにかく、僕はね、もう早く言ったほうがいいように思います。そういうふうに言ってますけどね。

介護者13（プロフィール：p.602）

Movie»

田舎の母が認知症になった心ない発言をする近所の人もいて会うのが嫌だった

気になる周囲の目

語り

119

――お母様が認知症だとご近所の方に知れたことで、お困りになったことがありましたか？ それとも、協力体制が組めたとか、どのような状況だったのでしょうか？

協力体制ができていたらよかったなと思うんですけど、あんまりなかったですねぇ。

田舎っていうのは何か……、悪口を言いたくはないんですけど、何て言うのかなぁ、「そんな病気になっちゃったの」みたいな。認知症になると人格まで否定されてしまうような、そういう心ない発言をする人もいて、実家に行って近所の人と会うのが嫌だったですね。

介護者06（プロフィール：p.600）

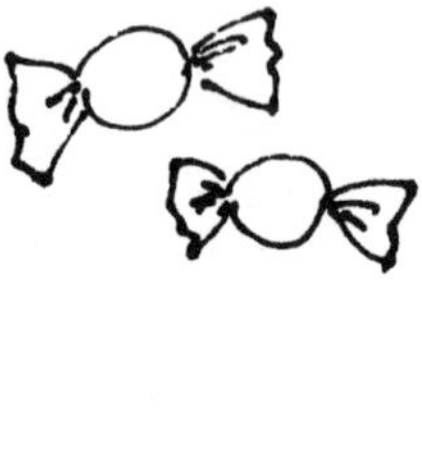

Movie»

認知症の母が外出先で騒ぎ始めるとまわりの目を気にして母をたしなめてしまう

気になる周囲の目

実家に帰ると反省する部分は多くて、母に対してあんまり優しくできなかったりする。外に行っても、(母が)すぐに騒いだりしちゃうときもあるんで、自分が母に「静かにして」とか、「まわりに近所の人がいるから」とか言っちゃうときもある。そういうときは、後になってやっぱり反省してしまう。

語り 120

でも、妹と義父は、何となくもう腹をくってるっていうか(笑)。私のほうが、まわりの目をある程度、まだ気にしちゃうところがあって。頭ではわかってるんですけど、まだちょっと、そういう母に「恥ずかしい」って思ってしまったりする。

私のおばあちゃんが(介護付き有料老人)ホームに入ってるんで、ホームに母を連れていったりするんですけど、ホームでも母が騒いでしまったりすることがあって、そうするとまわりの利用者の方とかが、「あの人、やっぱりおかしいね」って、コソコソ言ってるんですね。そういうのを耳にしちゃったりすると、こっちとしては畏縮しちゃったり、「恥ずかしいな」って思っちゃったりするんです。

でも、それじゃ本当はいけないんだ、って思ってる。そういうふうに言われても、違うふうに対応しなきゃいけない、って思うんです。たぶん妹は、そこらへんはもう全然、普通にできてる。だから、本当にすごいなって、尊敬してるんです。**介護者19**(プロフィール：p.604)

Movie»

4 病気と仕事のかかわり

認知症になるということ

若年性認知症は働き盛りに発症する場合も多く、診断時に仕事に就いていた人でも、後に退職する人が多くいます。

ここでは、認知症と仕事のかかわりについての認知症本人と家族介護者の語りを紹介します。

●職場での変調

家族が異変に気づく前に、本人が職場で何らかの支障を生じ、同僚や上司から変調を指摘されたり、これまでのように仕事がうまくできなくなり、自分でも不安を抱くことがあるようです。

●退職をめぐって

定年まで勤めることができるかどうかは、勤め人としての自分の納得や誇り、また今後の生活を維持する上での年金にも影響するため、家族にとっても大きな関心事です。周囲の助けで無事に定年を迎えられた人、うやむやのうちに辞めざるをえなかった人など、様々なケースがあります。

昇進し頑張ろうと思っていた矢先、打ち合わせで指示が思うようにできなくなった自分が悲しく感じられた

職場での変調

語り 121

私はですね、人の前で「お前、おかしい」とか、ピシッと指示をできることはできるんですよ。だけど、とくぜん〔突然〕できなくなったですかね。急にです。ほんで、えー、言葉悪いんですが、「俺は誰だ?」ってね、本当そう思いました。何が何か、わからないんですね。

公務員は、課長っていいますけど、その課の2番目になったんですね。それで、「よし、頑張ろう」というね、こう、力を上げたわけです。でも、そのときに、やはり知らず知らずおかしくなってですね、その打ち合わせをするのが、大変苦労をしました。で、それをきっかく〔きっかけ〕にして、急に体調がおかしくなりましたね。

——体調がおかしくなったっていうのは、具体的に言うと、どういう感じですか?

もう、とにかく、自分が悲しいというような感じ。それが一番だったですね。

本人04（プロフィール：p.611）

Movie≫

夫が認知症と診断されたのは59歳のときだった
配置転換になったが周囲の人が助けてくれて定年まで職を全うできた

退職をめぐって

語り 122

主人が認知症という診断を受けたのは59歳のときだったんです。定年まであと1年ちょっとだったんですね。

ほんとに主人はラッキーだと思うし、結構、愛される人なんだろうと思うんです。職場では、定年までみんなで面倒みてくれました。主人は配置転換になって、ほんと作業的な仕事になってしまったんです。それでも、隣でちゃんと親切に教えてくれたりとか、私に色々な情報をメールでくれる方とかがいらして、家族と職場の方とのコミュニケーションをとりながら、夫は定年までの1年数か月を全うすることができたんですね。ほんとにまわりの方がいい人ばっかりで。

ひとりの人は、なぜそうしてくれたかっていうと、かつて、その方が若い頃に新規で立ちあげたプロジェクトみたいな担当になったときに、主人が助けたみたいなんです。なので、「あの頃に助けてもらったんで、今、私は恩返しするときだと思うので、定年までしっかりお世話させていただきます」って言ってくださった。

これ、定年のときにもらった感謝状と時計なんです。それだけでもすごいありがたいんですよね。

介護者03（プロフィール：p.599）

Voice »

仕事ができなくなり
夫は退職を迫られたが
職場と交渉の末
1年半の休職後に
退職ということになった

退職をめぐって

語り 123

〈大学教授だった〉主人は、〈認知症の診断後に〉大学の好意で授業数を少なくしていただいて何とか頑張ってたんですけど、翌年の秋に大学から「もう授業はできない状態だと判断します」ということで、退職を迫られたんです。

それで、どうしようって考えて、以前、心療内科の先生からもらった家族会のパンフレットを思い出して、電話したら、「絶対OK出したらダメよ。これ〈病気で休職すること〉は認められている権利なんだから、大学がどう言おうと、休職扱いにしてもらったほうがいい」って言われたんです。

そこで主人と一緒に大学に出向いてお話ししたんですけど、最初2回ぐらいはなかなか認められなくて、「〇〇円くらい払うから、これで退職してください」みたいなこと言うんですよ。お金で片づけるっていう言い方だったので、これはないわと思って、私もすごく頭にきた。食い下がって、「インターネットで調べても、私学共済ではちゃんと休職っていう形で書いてあるので、これ〈認められた期間の休職〉は権利やと思うんです」って言いました。で、3回目に大学の人に会ったときに、「1年半の休職にします」って言っていただき、よかったっていう形になったんです。あのとき家族会に電話してなかったら、「じゃあ、もうこれで」って思って、退職してたかもしれないですね。

介護者15〈プロフィール：p.603〉

Voice »

「認知症だから」と退職を迫られるケースが多いと思う　行政の支援がほしい

退職をめぐって

語り 124

一般的に、「若年性認知症の方は、もう会社を辞めてください」とかいうのが、やっぱり多いじゃないですか。でも本人たちは、「まだまだ仕事ができる」っていう部分はありますよ。だから、今まで勤めてたとこで――職種が変わると難しくなるんですね。新たなことを覚えなきゃいけないので――難しいことかもしれないけども、誰かサポーターがついてくれて、一緒に仕事をしていったら、もう少し仕事を続けられるんじゃないのかな、っていうのはあるんですよ。これ、願望ですけどね。

でも、企業としては、なかなか難しいとこだろうなと思うんです。これが行政のほうから、「少しでもそういう人を雇ったらお金が出るよ」ってなったら、企業もやってくれるのかな、って思いはあるんですけどね。それは、国に頑張ってもらわなきゃいけない部分かなと〔笑〕。

介護者12（プロフィール：p.602）

Movie≫

MEMO

障害者総合支援法における就労系障害福祉サービス

障がい者の地域における就労支援を進めるため、国は以下の施策を実施しています（2016年3月現在）。

①就労移行支援

就労を希望する65歳未満の障がいのある人で、通常の事業所に雇用されることが可能と見込まれる人に対して、働くために必要な知識や能力を身につける職業訓練や実習および、就労に関する相談・支援、就職後の職場定着支援を行う。

②就労継続支援A型（雇用型）

就労継続支援は、一般企業への就労が困難な障がい者に就労機会を提供することを目的とする。A型事業所は利用者と雇用契約を結ぶ形態で、原則、最低賃金が保障される。

③就労継続支援B型（非雇用型）

B型事業所は、利用者が通所して授産的な活動を行うもの。雇用契約を結ばない形態のため、利用者は比較的自由に働くことが可能である。仕事した分の工賃が支払われる。

新たな働きの場を求めて

退職後、家族会や民間のサポートセンターの支援で、新たな仕事の場を得た人もいます。有償か無償かにかかわらず、自分が必要とされる場があることが、その人の生活に張りを与え、仕事が生活のリズムを生み、生きがいになっていることも多いようです。

若年性認知症の人は、障害者総合支援法などに基づいた就労支援を受けることができます。就労継続支援事業所としては、原則として最低賃金を保障する仕組みのA型（雇用型）、契約を結ばずに利用者が比較的自由に働けるB型（非雇用型）があります。（詳細は p.347 および厚生労働省「障害福祉サービスの内容」http://www.mhlw.go.jp/bunya/shougaihoken/service/naiyou.html 参照）

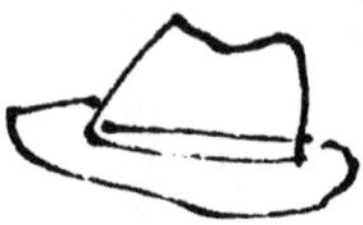

働くことで生活にリズムができるし誰かに必要とされていることが本人を元気にしている

新たな働きの場

語り 125

主人が老人ホームで利用者の介護サポートをするようになって、早寝早起きっていう形で生活のリズムが整ってきたのは、本人にとってとてもいいことですし、「利用者さんが僕を待っているんだ」っていう、誰かが自分を必要としてくれているっていうことが、とても本人を元気にさせる。そういった部分は、やっぱり気持ちから脳のほうに来るんじゃないかなと思うんです。

本人は、早期退職っていう形で、自分の願った退職ではなかったので、「もう一度仕事をしたい」っていうのがずっと夢でした。そこで自分が働いた分のお金をいただけるということが、ま、金額とかではなくって、自分の誇りっていうんですかね、生きる活力になってるのかな。本人的には金額はあまり関係なくて、いくらでも「こんなにもらったんだ」って喜んでますし、「よし、この金をもって、みんなで飲みに行くぞ」とかね。妻から何も言われずに、「自分が働いたお金だから、何に使っても、誰にも文句言わせないぞ」っていうような、男としてのそういった部分を保てるのはいいんじゃないかなと思いますね。

症状的には、確かに生活レベル的なことはちょっと下がってきたんです。でも、仕事をすることによって、本人のハートの部分はすごく、こう、上がっているので、うまくバランスがとれて、全体のレベルは下げてないような気はするんです。　**介護者05**（プロフィール：p.599）

Movie »

折ったタオルを正確に
重ねていくのが難しい
頭の中で整理するのに
必死だから、できるだけ
余分な話はしたくない

新たな働きの場

語り 126

作業所〔就労継続支援B型事業所〕に行くのは9時15分やね。朝礼が25分から始まって、「よろしくお願いします」って上から言ってくるでしょ。それで、2階の作業室に上がる。それからタオルをたたむ、って感じですね。

その日によってたたみ方は違います。今日は8つ折りと4つ折りと、伸ばしか。ノルマっていうのはないんですけど、できるだけ正確に、4つ折りだったら4つ折りの置き方が難しい。あれが大変なんだ。で、4つ折りのタオルを10枚重ねて置く。20で一括り。

そうこうやってるうちに昼12時になって、1階の食堂でご飯を食べる。昼休みの間は、退屈というような時間ですね。ほんまは別に、私は続けてやってもいいんですけど、まあ、お昼休みという形をやっぱりとらなければダメなんですね。昼休みが終わり、午後が1時から始まりますので、2階にまた上がる。その日によってタオルの量は違います。

――お昼休みは退屈っておっしゃったんですけれど、ほかの人とお話しされたりしないんですか?

私は、その……かかわりたくないんかな。だから、ま、しゃべってこられたらしゃべりますけど、できるだけ余分な話をしないっていう感じ。頭の中で整理するのに必死っていうか、頭の中の回ってるあれはね、声を出すのが大変なんです。　**本人08**（プロフィール：p.612）

Text»

仕事としてはじめて
草むしりをして
面白いと感じているが
時にはみんなで
お酒を飲みに行きたい

新たな働きの場

語り 127

（センターの仕事で）草抜くの、面白いですね。（草を）引っ張り出すとね、いっぱい出てきますもんね。草むしりをやっていくっていうことがどういうことかっていうのがわかったのは、最近のことですよ。

……で、できるならば、えー、センターのみんなでお酒を飲みに行きたいとか。何でそっちに持ってくんやろ、僕は〔笑〕。

—行かれることあるんですか、皆さんで？

—〈センター職員〉ちょっとね、まだ……。行きたいなぁっていう話のまま、行けてないんですけどね。

そう、まだね……。

本人07（プロフィール：p.612）

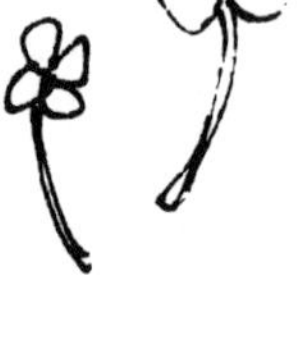

Voice≫

目標も責任もないから困ることもない認知症の診断を受けないほうがよかったのではないかと考えてしまう

仕事への思い

語り 128

――認知症と言われても、まあお仕事には就けないかもしれないですけど、普通に生活されているじゃないですか。ご自分で「本当に認知症なのかな」っていう思いはありますか？

そんなん、ずっと思ってますよ、僕、今でも。認知症自体は別に困ってないし……。（認知症だったら）困るようなこと（仕事や生きがい）がしたいですわ、ほんまに。何もないですからね。生きがいだった仕事を辞めてから、目的も、目標も、責任もつようなことって、いっさいないですからね。何もかもなくしましたからね。

逆に、僕、病院行けんかったほうがよかったのかと思う。行けんかったら、今、仕事もしてると思います。どんな結果になるか、わからへんけど、仕事はしてる思うし。うん、結構、楽しう過ごしてるかもわからへんよね。そのほうが……。そんなことばっかり考えますわ。

本人06（プロフィール：p.611）

Text»

5

本人からのメッセージ

認知症になるということ

ここでは、偏見や誤解を解いて少しでも正しく病気を理解してほしいという、認知症本人からの、社会全体に対するメッセージ、こんなふうに接してほしいという周囲の人へのメッセージ、そして、同じ病いの人へのエールともいえる同病者へのメッセージを紹介します。

○社会全体に対するメッセージ

認知症と診断され、葛藤の日々を過ごしている方がいる一方、自らの姿を通して、認知症であっても普通に生きていけることを社会の人に伝えたいと、公表に踏みきる方もいます。

また、健常者と同じように、同じ価値観をもつ人に出会って、仲間づくりができる場をつくっていくことが大切だと話す方もいます。今後、そのようなサポート体制の確立が求められているのではないでしょうか。

○周囲の人へのメッセージ

認知症本人の多くは、特別な目で見てほしくない、かわいそうな人と同情してほしくない、これまでと同じように普通に接してほしい、と願っています。

アルツハイマーでもちゃんと生きていくことができることをわかってほしい

社会全体に対するメッセージ

語り 129

アルツハイマーっていうのは大変なことだと思うんですけど、でも、一人ひとりの人格があって、その中で私たちが生きているっていうことを、絶えず私が自分に言い聞かせていると思うんですね。だから、それをいろんな人がわかってくだされば、アルツハイマーの人にとっても、私と同じようにわかっていただくことができるんじゃないかな、というふうに思いますね。

アルツハイマーっていうのは、まだ、死と同じだというふうに思っている人が多いわけです。だから、「アルツハイマーでも、ちゃんと生きていくことができるんだ」っていうことを、少なくとも私が声を出していきたい、というふうに思うんですよね。

本当に皆さん、何ていうか……、「こういう病気は本当にどうしようもない。何もできない」と、多くの人がその病気を考えていると思うんですよ。だから、それに対して、私は少しでも皆さんに「そうでないんだよ」ということを言えることができれば、一番いいのではないかな、と思います。

本人05（プロフィール：p.611）

Movie »

認知症の患者の中で
同じような価値観を
もった人が集まって
仲間をつくれるような
場があるといい

社会全体に対するメッセージ

患者さんっていうのは、一人ひとりいろんな考え方をもっているんだと思うんですよね。で、「みんなで一緒にやりましょうよ」っていう的な考え方の人もいるだろうし、「私は、こういうことじゃなきゃ嫌だよ」という、個性のある方もいらっしゃるだろうし。

語り 130

そういう人たちと、同じ空間の中で、お仕事なり遊びでも何でもいいんだけど、そういう、ある一定の時間を経過したときにはじめて、個人じゃなくて、1つの団体みたいになっていくんだと思うんですよ。最初は、一人ひとりですよね。でも、同じ目的なり、同じ価値観をもっている人が少しでも集まってくると、それが1つの大きな組織になってきたりしていく。

グループ、組織にしなくてもいいんですよ。そういう仲間をつくれるような場みたいなものができることが、いいことになるんじゃないかな、と思うんですよね。やっぱり、人と話さないとダメ。なので、人と話せる場をどうつくるか、ということも大切。その後、どう広げていくかということも大切。それができていくと、人間関係みたいなものが広がっていくんじゃないかな、と思ってるんですよね。

本人02（プロフィール：p.610）

Voice≫

本人が気づかずにおかしいことを言ったりやったりしてもさりげなく教えてほしい

周囲の人へのメッセージ

語り

131

——社会とか、認知症の方に接する医療者とか、支援をする方に、何か伝えたいことはありますか？

特に……。まあ、普通に接してくだされば、一番ありがたいんですけどね。（認知症の人は色々なことを）忘れているから、時々、「ちょっとおかしいわね」なんて思われてしまうけど、そこんとこを、それとなく教えてくださる方があれば、一番ショックがなくていいかな、と思うんですけどね。本人は気がつかないで、多分、やったり言ったりしているんじゃないかな、と思うんです。

でも今のところは、娘から「おかしい」とか言って、そんなに怒られたこともないからね。ただ、「忘れる、忘れる」って、そればっかり言われていますけど……。

本人10（プロフィール：p.612）

Voice≫

「こんなに若いのに」と周囲に同情されることが本人にはとてもショックだったらしい

周囲の人へのメッセージ

語り 132

私は（女房が自分の病気のことを公表することは）最初の頃はためらってたんですけども、女房のほうが「積極的に話をしたい」と。同じような病気の人とか、早期発見のために、自分が何かできるっていうのがあれば話をしたい、という考えだったようです。

7～8年前は、今以上にまだ、若年性（認知症）に対しては、偏見みたいなのはあったと思うんですよ。うちのもそうだったんですが、まあ、嫌な思いというのはあんまりしてないんですけども、同情は結構されてました、やっぱりね。「こんなに若いのに、かわいそうにね……」とか。親戚の方とか、自分の両親を介護された方から、そういうふうに同情されるようなことはありました。

それはやっぱり女房にとってはショックで、同情されればされるほど、もうちょっと外に向かって（病気を公表していこう）、というのがあるのかな、という気がします。

介護者04（プロフィール：p.599）

Movie»

レビー小体型認知症は右肩下がりに悪化していく病気ではない希望をもってほしい

同病者へのメッセージ

語り 133

私もこの病気を診断されたときには、何の希望もなくなったと思いました。それから1年数か月ですけれども、私の症状はかなり改善しています。ですから、この病気は、右肩下がりにどんどん悪くなっていく、どんどんいろんなことができなくなっていくという病気ではないんですね。

適切な治療、薬の副作用が出ないように慎重に慎重に、医療を受ける。あと、適切なケア。ストレスがかからないように。そして、自分の健康を管理する。健康であるように気をつけて、食にしても運動にしても、生活に気をつけて、そして楽しく明るく笑って生活していれば、すごくよくなりますから。ほんとに改善する。薬よりも改善しますから。だから、希望をもってほしい。絶対にそんなに絶望的な病気ではありませんから。希望をもって大丈夫ですから。

……この病気と一緒に、うまく付き合いながら、慢性病みたいなもの、糖尿病とか、そういうのと同じですから、そう思って、生活していっていただきたいと思います。

本人11（プロフィール：p.613）

Movie≫

読み解く

認知症を受け入れること

市岡ゆき子（足立区社会福祉協議会・社会福祉士、介護支援専門員）

私は現在、高齢者の介護や生活の相談支援を行っていますが、そのほかに講座などで、地域や学校で認知症のお話をする機会があります。そこで受講者から、「認知症にはなりたくない」「自分はどうなってしまうのか？　不安だ」「家族に迷惑をかけたくない」という声をよく聞きます。講座の中では、認知症は単なるもの忘れとは違う脳の病気であることや、どのような症状が出るのか、望ましい対応についてお話をします。しかし、病気の仕組みやどういう治療やサービスが必要ということは伝えられても、本人や家族がどんな思いで認知症を受け入れているのかについては、伝えきれていません。

「認知症」をぼんやりとしたイメージで頭に描き、不安を訴える方も多くいらっしゃいます。自分は、あるいは家族は、どんな種類の認知症で、どんな症状が出るのかということを知ろうという認識はまだまだ薄く、本書の「語り」のような、他の認知症本人や家族の声に触れる機会もないのが現状です。認知症は、多くの方が知りたいと関心をもっている病気でありながら、知られていない病気でもあると思います。

私が相談でお会いする人の中には、認知症の症状が出ている方もいらっしゃいますが、本人や家族は「まだしっかりしているので、大丈夫です」とおっしゃることがよくあります。そういう方は、認知症についてよく知らない場合もありますし、知りたくない、認めたくないという思いもあるのかもしれません。家族にとっては、その人は「認知症患者」である前に、妻であり、夫であり、父であり、母なのです。気づきのきっかけがなかったり、気づいていても「年相応のもの忘れ」と思っていたりすることもあります。認知症を理解し、受け入れ、伝えるには、まず「気づく・知る」という第一歩があります。

本書の「語り」の中では、本人や家族の葛藤や戸惑いがみえてきます。私が仕事を始めて間もない頃、ある障がい者の方から「両親は、私が具合が悪いのにいつも口やかましく、うっとうしかったんです。でも、家族会の勉強会に行ったら、とたんに怒らなくなったんです。ホッとしましたが、自分は家族の中でも患者になったんだと、少しさびしい気持ちにもなりました」と言われ、ハッとしたことがあります。そのときの私は、本人がどんな思いで病気や障害を受け入れているのかということに目を向けていなかったからです。

現在、私が相談支援をしている方の中には、家族が認知症本人を受け入れられずに、認知症による症状は本人の怠慢が原因だと思って、本人を叱ったり、家族だけで何とかしようとして、疲れ果ててしまっていたりする例があります。身近な家族だからこそ、理解し、受け入れ、ましてや周囲に伝えることは難しいものです。支援者がどんなにかかわっても、本人にしかできないこと、家族にしかできないことがあります。本人や家族が認知症を受け入れることで、「大変なことは周りの人に頼ってもいいんだ」という気持ちにつながり、役割を分け合って、本人と家族と支援者が1つのチームになれたらいいな、と思っています。

本人の「思い」という点では、現在も迷うことがあります。相談を受けたときには、すでに症状が悪化し、せっぱ詰まった状況になっている人も少なくありません。そのような場合、本人の身体の安全や財産の保全、家族の負担軽減を優先した支援を行います。認知症本人の意向は、十分に汲み取れない場合もあります。そんなとき、「この人はどうしたかったんだろうか。何を望んでいたんだろうか。これでよかったのか」と考えます。あと1年早くかかわることができていたら、もう少し本人や家族の不安や希望に寄り添い、一緒に考えることができたのではないか、と思うことが、よくあります。

本書の「語り」からは、本人や家族の認知症と向き合う不安や戸惑いと同時に、力強さや希望が伝わってきます。改めて、本人や家族が認知症になることを受け入れる過程に寄り添うことが大切であると感じました。

介護者になるということ

1

介護者の心の葛藤
介護うつ、虐待に陥らないために

ここでは、家族介護者が認知症本人と接する中で抱え込みがちな心の葛藤についての語りを紹介します。

仕事や家事など忙しい日常生活の中で認知症の家族の世話をしていると、イライラが次第にうっ積して、いつしか大きなストレスになっていくことがあります。病気とわかっていても、そうしたイライラを思わず本人にぶつけてしまい、責めたり、声を荒らげたりしてしまうようです。

認知症本人と一緒に家の外に出て、世間の目にさらされることによって、介護者のストレスが高まることもあります。周囲の人には理解されにくい奇矯な行動をとる本人と一緒にいることを恥ずかしく思う一方、そう思うこと自体に罪悪感や自責の念を抱き、そのことがさらに介護者の心理的負担を増加させます。こうした悪循環から抜け出せなくなり、次第に追い詰められて、そこから暴力や虐待などにつながっていくこともあるようです。

ついイライラして認知症の夫と同じ立場で喧嘩してしまい後で嫌な気持ちになる

イライラする

語り

134

──認知症のご主人のことで、イライラすることはあまりないですか？「何でこんなことができないのよ」とかって。

イライラします、今でも。ちょっと言い合って、喧嘩したりするんですけども、喧嘩した後に嫌な気分になるんです。「ああ、あかん。（主人と）同じ立場で、同じような状況で喧嘩したらあかんわ」とか、「ああ、バカみたいなこと言ってしまった」とか、後で自分ですごく嫌な気持ちになる。

やっぱり、「相手は認知症なんだ」って、しっかり自覚しないといけないなと思います。普通の健常者（に対するの）と同じような言い方をして、それで喧嘩して、何か気分悪くなるので、気をつけないといけないですかね。難しいですね……。やっぱり認知症って、理解するのが難しいです。

介護者15（プロフィール：p.603）

Voice≫

疲れてくると母に優しくできない親子の関係だと近いから言いすぎるのかもしれない

イライラする

語り

135

私が看護職なので、家族に認知症についての知識を伝えることもありますし、ホームヘルパーの資格をもっている姉は、母が認知症になる前から、「親の介護に役立てば」と言って、認知症サポーターの講習会に行っていました。

ですが、知識としてもっていても、実際に対応するとなると、理解しているから必ずできるとは限らないんですね。例えば、母が姉のところに3泊4日とかお泊まりすることがあって、最初のうちはいいんですけど、姉もだんだん疲れてくると「ダメ」とか「さっき言ったよね」っていう言葉が多くなってしまう。そういうことを言っちゃいけないって、姉もよく理解しているんですけれど。表情もきつくなってしまっていますし。だから、理解することと実際にできることっていうのは違うし、人間疲れてくると、優しく対応できなくなるな、っていうのは感じています。

たぶんお嫁さんもそうだと思うんですけど、親子の関係だともっと密接で、親に対する期待や思いもありますし、(関係が)近いから言いすぎるところもあるのかな。その点では、どちらかというと、お嫁さんのほうが上手に間隔をとっているように感じます。

介護者23(プロフィール:p.605)

Movie »

母に優しく接したいが
ついあれこれ言ったり
腹を立てたりしてしまう
自分は冷たい人間
なんじゃないかと思う

イライラする

語り 136

本音では母に優しく接してあげたいところなんですけれども……。ヘルパーさんってえらいなと思うんですが、実の親子だとなかなか優しくできないところがあって。ついつい赤ちゃんのしつけみたいに、「はい、次これ」「これ、ちゃんとして」「ズボンの中にシャツ入れて」「ズボン上げた？」「パンツ上げた？」とか、子どもを扱うような感じで、本人にはうるさがられています。

本当にこれでいいのか、私はものすごく冷たい人間なんじゃないかな、って思うときがあるんですよね。「ああ、さっきこれ洗ったばかりなのに、また洗わなきゃいけないの……」みたいな、腹立ってくるときもありますので。「自分はこんなに冷たい人間なのかな。みんな、どうしてるのかな」「ほかの方たちって、こんな思いしていないのかな。私だけひとり、腹立てているのかな」とか思うこと、あるんですよね。

そういうのを（ほかの人に）ちょっと聞かせてもらったら、「ああ、私だけじゃない」って思えるのかな。

介護者17（プロフィール：p.603）

Movie »

妻に「えらい（つらい）」と言われ続けるとつい手が出てしまう叩いた後は自分を責めて落ち込む

イライラする

近くに人がいたら、まだ冷静でおれるんですけど、ふたりだけのときに妻に延々と「えらい、えらい〔「つらい」の意〕」って言われると、怒るなぁ。「えらい、えらい、言うな」って。

〈妻＝認知症本人〉怒るんや。どつく。バシンって。嫌や。夫婦やから、夫にそんなことされたら。

家族の会で奥さんが認知症の人、たくさんおられるんで、「そういう時期はある」とか、「教科書通りに優しくはなれへん」いうのを聞いてるから。

それでも、怒った後とか叩いた後、こっちが落ち込んでしまうんですよね。自分を責めるっていうか。そんなことしたって、何の意味もないのに。

でも、怒っとるときはな、こっちがカッカ、カッカなって怒ってても……〔妻は〕ニヤニヤするんですよね。で、余計「何がおかしいんや」とかって。

〈妻〉怒ると嫌や。○○ちゃん〔夫〕から怒られると、一番ガクッとくるんや。△△〔次女〕やったらまだまし。〔夫が〕頭ポカンてな〔叩く〕。

そんな思いきり叩いてへんねんで。

〈妻〉ほっぺ、ビューンとつかんで、ギュッと握って。

介護者21（プロフィール：p.604）

語り 137

Voice≫

先が不安になると気持ちが萎えて「人生やめたい」と思うこともあるが家内の笑顔で考え直す

介護うつ

語り 138

家内の病気がこのまま進まないことを望んでます。ただ、やっぱり心の中では、「病気は最終的には治るのかな？」とかいう思いはあるのは確かなんです。認知症の家族さんをおもちのご家族はね、治るっていう夢を見はるっていうのは、私と一緒なんです。やっぱり「元気な家内がいつか現れるのかな」っていうのが、心の中にはずっと残ってるんで。

それでもやっぱり病気は進んでいくんやな。その病気にどうやって立ち向かっていくかっていう、心の勝負かなっていうのが、今、僕の中ではある。『負けないで』っていうZARDの歌、僕、好きなんです。「自分自身が負けないで、家内の介護を続けられたらな」っていうのがあります。それが、私がこれからしたいこと。「負けないで」っていう人生をこれからも続けたいなと。

そやけど、やっぱりくじける気持ちが出るときがちょこちょこあるんですわ。そのときに、アルコールをたくさん飲んだり。寝れないから入眠剤を毎日飲んで、そこになおかつ、きつい痛み止めを飲んだら、最近脳にかなり悪い変化が出てきてんねんけど、やっぱり抑えられないときもある。

だから、気持ちの中に「負けないで」というのもあるんやけども、それを打ち消す自分

Movie≫

もまたいてる。これからこういうふうにしていこう、ああいうふうにしていこうと思っても、自分ひとりやとものすごく不安なんですよ、僕自身も。「負けないで頑張ろう」と思っていても、それがプチンと切れるときいうのは、ひとりで何か物事にふけるとき。何かをしてて、ふとそういうことを思うときがある。

1週間ほど前かな、家内の介護をしてたときに、腰が痛くて、これがいつまで続くんかなって。……うん、気持ち的に萎えてね〔涙〕……。「人生、やめたいな」と思うときがありますわ。これを思いたくないから、一生懸命、自分でね、こう、打ち消すように、「負けないで」っていう気持ちのほうを表に出すようにしてるんけど、たまにこういうこと〔気持ちがくじけること〕があることが、つらいですね。ずっと何年もこの気持ちはもってることになるんかな、って思ったときに、もっとつらくなります。

……そこでまあ、家内がちょこっと笑顔を出したり、表情がやわらかくなることによって、「あ、こんな気持ちをもったらあかんのや。また明日から、もう一度、ちょっと考え直そう」と思って、それをちょこちょこ繰り返してるときがありますわ。いまだに不安な、頼りない僕がいてるんですよ。

介護者14（プロフィール：p.602）

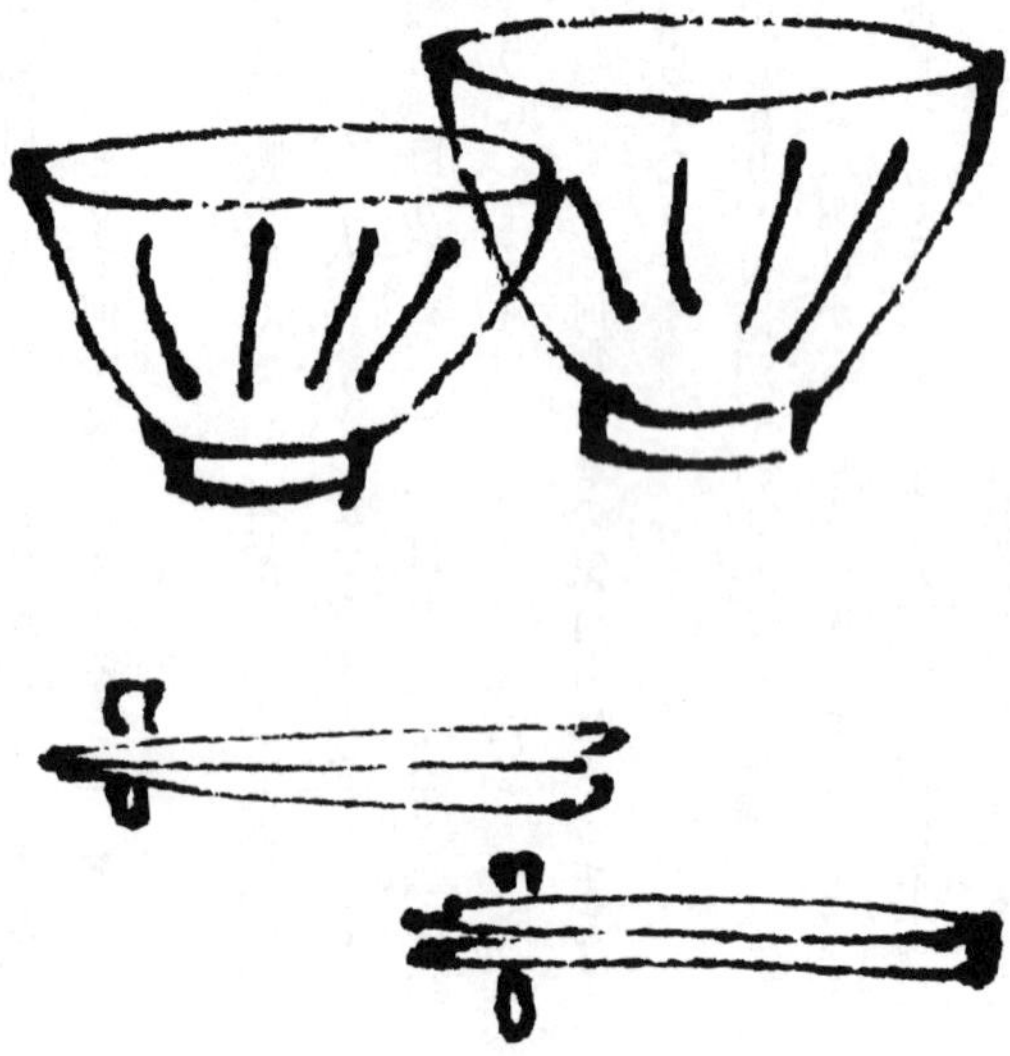

父には当分お迎えは
来ないと思い詰め
ガス栓をひねった
我に返り、あわてて止め
一晩泣いて覚悟ができた

介護うつ

語り 139

私が27、28（歳）とか、そのぐらいの時期だったと思うんですけれども、ちょうど仕事も辞めて、友だちとの縁も疎遠になって、父はアルツハイマーの症状が最もピークの一番暴れる時期でした。徘徊してしまって、やっとの思いで（みつけて）迎えにいって、「お父さん、どこ行ってたの？ 心配したよ」って言うと、（父は）まっすぐ私のことを見て「どちら様ですか」って言ってくるんですよ。「もう、どうしようもないな」と思って、そのときは正直、「早く死んでくれ」ってすごく思ったんです。

意外と人間、なかなかお迎えってこないみたいで、父も母もチョー元気ですが、私が支えていくっていうキャパはもうなくなってしまったときだったので、父と母が寝静まって、うちの犬も寝たときに、あのー、ガス（栓）ひねったんですよね、私。「みんな死なないんだったら、もういいよ。私が連れてってあげる。まとめて死んでしまったら楽になる」ってすごく思った。で、ひねったんですけど、ひねった瞬間にうちの犬が「ワン」って吠えてこっちに来て、「あっ」と思って、「いや、まずい、まずい」と、あわてて（ガスを）止めたんです。

私、長女なんですけど、父が倒れてからずっと、長男の役割というか大黒柱もしなきゃ

Movie≫

いけない状態だったので、たぶん自分では気づいてなかったけど、ずっとやっぱり気を張り詰めていた状態が続いていたみたいで。ガス栓ひねって、犬が吠えて、「あっ」と思って止めてから、犬を抱えて一晩中、本当に鼻水出るぐらいワアワア泣いて。

それで母もびっくりして起きてきて、「何、どうしたの、何があったの?」って聞くので、「ごめん、今、私はふたりを殺そうとした」っていう話を母にしたら、母も「そこまであんたの人生も変えちゃって、追い詰めてごめんね」っていうので、ワァって泣いて。ま、父はそのときは全然気がつかず、2階の寝室で寝てるんですけど。

ある意味、そういうふうに母もしんどかったし、私もしんどかったし、っていうのを、ちょうどお互い出せる機会ができたのが、今思えば、すごくよかったな、とも思っています。それを出したことで、「よし、そうならないように、お互い頑張ろう」っていうような、新たな覚悟ができた、っていう状況だったんですよね。

介護者30（プロフィール：p.607）

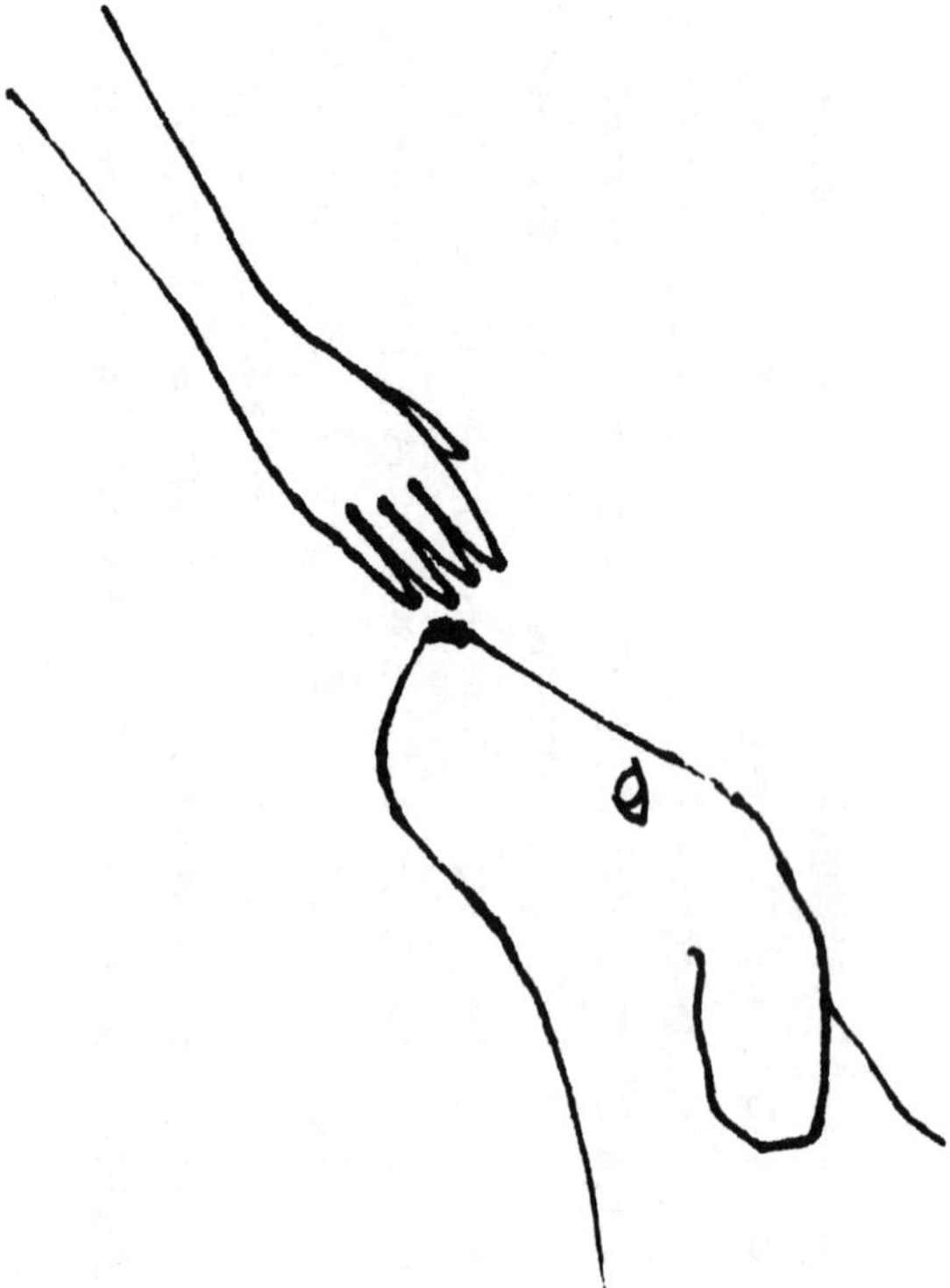

認知症になった母を
受け入れられず
母が自ら死を考えるまで
追い詰めてしまった
自分が変わろうと思った

介護うつ

語り 140

（最初の頃は）私は（母の）認知症をまったく受け入れていなかったし、母親自身もたぶん同じでした。最近は、母親がどうしたいか考えて、本人の気持ちになってサポートしなきゃ、ってなってきたかな。「『これ、やっといて』って言ったよね」とか、指摘してしまうこともありますが、なるべく相手を受け入れるスタンスに変えているつもりです。

激しい喧嘩をしたとき、母親が「死にたい」と言って、2階から身を投げようとしたり、包丁を持ち出したりということがありました。（母の中で）「老いていく自分を許せない。だから、長く生きたくない。美しいままで死にたい」って思いが強い時期があった。（母が）「死にたい」って口にしてしまう原因は、私の指摘や注意だったことが多いような気がします。母親を責めていたなって。

母親に元気な状態で長生きしてほしいし、母親のこと大好きだし。会社の仲間からも、「（あなたが）変わらなければダメだよ、つぶれちゃうから」ってアドバイスも受け、そこからですかね、変わるようにしたのは。相手を批判するとか、自分の価値観に合わせようって思いが強すぎて、自分も母親もつぶしていることに気がついたというか。まだ変われていないですけど。

介護者09（プロフィール：p.600）

Movie ≫

介護者になるということ

2

介護と自分の仕事のかかわり

私たちのインタビューでは、家族が認知症と診断された時点で、何らかの形で仕事に就いていた介護者は多くいらっしゃいました。

ここでは、介護をしていくために、これから自分の仕事をどうするのかに焦点をあて、それぞれの立場の家族介護者の語りを紹介します。

仕事を続ける

一家の大黒柱が介護者になった場合、介護か仕事かという選択肢はなく、両立をはかっていくしかないことも多いようです。介護をしながら仕事を続けていくためには、勤め先の理解、介護休暇などの制度の活用、家族・親族の協力、そして介護保険などの公的サービスをいかに上手に活用していくことができるかが鍵となります。

一方、家族介護者の中には、仕事をすることで生活が介護だけにならずに済み、仕事が気分転換や息抜きの役割も果たしている、と話す人もいます。

介護費用がかかるので働かざるをえない
介護と仕事の両立をしないと生活が成り立たない

仕事を続ける

語り 141

働いてるから大変とか、私、ひとつも思ってないですよ。ただ、自分が今、働かざるをえない。家の多額のローンを抱えてます。家内の介護施設を利用さしていただくのに、利用料はかかる、病院代はかかる。そういう形で、やっぱり出るお金のほうが多い。そこへ何もしない私がいれば、いつか生活できない日が来る。だから、働かざるをえない。家内とずっと一緒にいてあげるのがベストであろうけども、働かざるをえない状況で、今、私、介護と仕事の両立に入ってます。

仕事場の理解を得てるいうのが第一の要因なんですけど、(勤務先で)「こんな人、いらんわ」と言われてしまえば、私は今の会社を辞めざるをえない。たちまち生活はやっぱ厳しい状態になる。

今でも大変、ちょっと厳しい状況にあるのに、なおかつ厳しい状況に入るので、介護と仕事の両立は、私には自然的に、それをしないとダメな形だったんですよ。だから、私はあえて、介護と仕事の両立が大変やな、とは思ってないです。

介護者14(プロフィール：p.602)

Movie »

ヘルパーを利用したいが両親は他人が家にいるとパニックを起こすので自分が勤務日数を減らすしかなかった

仕事を続ける

語り 142

私の友だちは、ヘルパーさんを上手に利用していますね。例えばおむつの交換を頼んだり、そういうのをお願いしているんですけど、うちの場合は両親が、「他人様を家に入れたくない」っていう気持ちがあるもんですから、難しい。「どうして、こんな知らない人がいるの？」って。「変な人がいるよ、怪しい人がいるよ」ってなると、パニック起こすでしょう。

ですから、自分の勤め方を大幅に変えました。例えば、週3回しか行かないとか。それしかできないですね。時間短縮するっていうことは無理ですもん、どのみち（職場に）通わなきゃいけないから（介護の時間はとれない）。休みは休み、働くなら残業してもいいからみっちり働く。だから、週の3日は全然行かないよとか、実際にそういう形をとって、通ってこられたんです。

でも、仕事の内容によっては、「そんなこと言うんだったら、辞めてもらいたい」っていうようなことを言われるところもあるだろうから、（そういう場合は）ヘルパーさん入れたり、訪問看護さん入れたり、そういうことを考えないと無理かもしれないよね。

介護者01（プロフィール：p.598）

Movie »

父の介護で私の20代が終わるのは嫌だ やりたい仕事ができるように、介護サービスをうまく利用した

仕事を続ける

語り

143

（私が）転職したとたんに、（父の介護をしていた）母の病気が（がんと）わかり、（認知症の）父もえらいことになっていて、大変なことになってしまって。会社には、入社して早々なんですけど、事情を話して、ちょっと融通が効くような働き方にしてもらいながら、何とか続けていたんです。

それでもやっぱり、会社に行って、席着いてお茶を入れて、仕事を始めようって思ったら、電話がかかってきて、母親の病院に行かなきゃいけなかったりとか、父のために帰んなきゃいけなかったりとかあって。でも、すごく理解のある会社だったのと、会社の中にそういう病気のご両親がいる先輩とかがいて、すごくサポートしてくれたので、何とか続けられたんですけど、実際は相当大変でした。

ずっとこのままじゃ、お父さんを介護して20代が終わってしまう。せっかくやりたい仕事が目の前にある会社に入ったのに、家のこともあって、やりたい仕事をやりたいと言えなくて、一歩手前ぐらいの仕事しかやらせてもらえない。そういう状態が1年ぐらい続いていたので、これじゃ転職したのに意味がないなと思って、母親に介護サービスを「これ、いいよ」とか言いながら少しずつ刷り込んで、ショートステイを利用させるようにもっていきました。

介護者32（プロフィール：p.608）

Text≫

義母と夫のふたりの面倒をみていたときは大変だったが仕事が息抜きになった

仕事を続ける

語り 144

——お義母様も認知症で、ご主人のことと一緒に面倒をみていらした頃を考えると、ものすごい過重労働というか、まったく自分の時間もない中で大変な思いをされていたと思うんですけれども、よく平静を保っていられましたね。

ああ、やっぱりそれは、息抜きする時間が、仕事があったから。１００％ずっと家にいてふたりをみるんやったら、絶対私もつぶれてますけれどもね。逆に、仕事をしてたからこそ、家に帰ったら、「しなくちゃいけないことは、しなくちゃいけないんだ」っていう割りきりがあったから、続けられたと思うんです。

仕事もしんどいんですけれども、でも、また場面が変わりますから、仕事をしてるときは仕事の顔になるんです。気力もありますし、「仕事しなくちゃ」という思いもあるんで。（職場を）離れて家に帰ったら、今度は「この（介護の）仕事をしなくっちゃ」とか、切り替えがあったからこそ、できたと思います。

介護者15（プロフィール：p.603）

Voice »

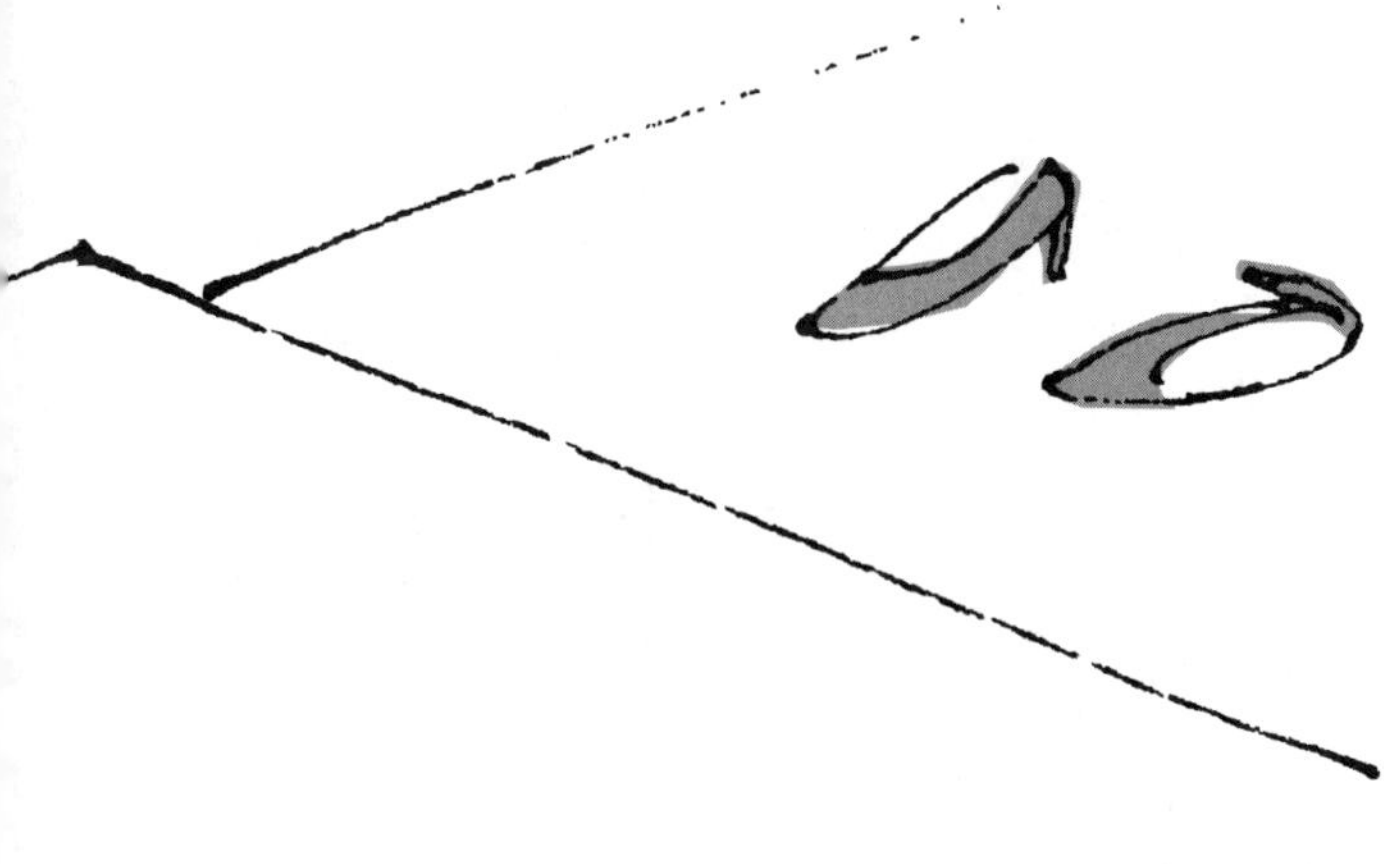

●離職する

認知症を発症する人は年々増加しているにもかかわらず、受け皿となる施設には限りがあるため、離職して親や家族の介護に専念せざるをえない人がいます。

一方、住み慣れた家で看取ってあげたいという思いから、介護離職する人もいます。そのため、介護のために離職する人は増え続けています。

また、介護者が女性の場合は、周囲の人から「当然あなたが面倒をみるだろう」と思われてしまい、どうしてもヘルパーなどの家事援助が受けづらいという状況もあるようです。

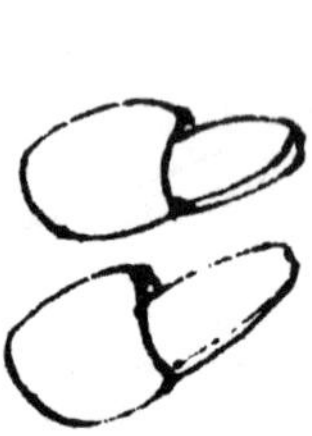

仕事の場を自宅に移し
ひとりで24時間妻の
介護をするようになると
社会性がなくなるかも
しれないと考えてしまう

離職する

語り 145

――ご主人として、どうしても奥様中心の生活にならざるをえないところもあるかと思うんですけど、ご自身にストレスがたまったりとかはしないのでしょうか?

今まで僕、東京で仕事やってたんで、妻と24時間一緒の生活やってなかったんですよ。で、先月から24時間一緒の生活を始めてみたんですが、東京で仕事をやってるときは、仕事が結構気分転換になったんで、ストレス発散できたんですよね。あとは、たまにまあ、酒も飲んだりして帰ってきたんで。

ただ、やっぱり24時間(妻と)一緒にいると、「ああ、少しストレスもたまるのかな」って思ってます。それと、僕の場合はまだそうでもないんですけど、毎日1日家ん中で家事とかやってると、社会性が僕にもなくなってくるような気がして、それがちょっと怖くなって。たぶん、何もしないとそういうふうになっていくのかな。あんまり外へ出て、ほかの人と話したりすることもないんで。本人以上に、だんだん私のほうが孤立しそうな感じがします。

もしかすると、24時間介護してる人というのはやっぱり、だんだんと介護する人のほうが孤立する場合もあろうかな、と感じてます。

介護者04 (プロフィール:p.599)

Movie ≫

母が倒れ、父の徘徊が頻繁になった一人っ子の私は介護離職せざるをえなかった

離職する

語り 146

母が倒れてしまったので、私が今度、父も面倒みなきゃいけないし、母もみなきゃいけないし、あと仕事もしなきゃいけないし、というような状況になってしまいました。

そのとき非常に困ったなと思ったのが、（子どもが）一人っ子で、かつ娘だと、ケアマネジャーさんたちとかも結構、「お嬢さんが面倒みるわよね。女の子だもん」っていう大前提でお話しされてくるんですね。そうすると、こちらも板挟みの状態になってしまって。

ただ、父はアルツハイマーの症状がどんどん悪化してきて、その頃はしょっちゅう徘徊していました。警察に3回もお世話になっていて、ＧＰＳ（人工衛星からの信号を利用して、対象者がどこにいるかを特定できる装置）を付けていても、自分でＧＰＳだけ取り除いて出ていっちゃうとか、色々あった時期だったので、私もこれはしょうがないと思って、介護離職することになったんですよ。

介護者30（プロフィール：p.607）

Movie≫

世話をする人がいると
ヘルパーは付けられない
と言われたが
支援があれば働きに出る
こともできるはず

仕事に就けない

語り 147

介護保険について、相談員で来てくださる方〔ケアマネジャー〕のお話を聞いてると、私が女性で、主人の世話をすることができるから、「ヘルパーさんは付けられない」って言うの。もし逆だったら〔主人が私の世話をしているのであれば〕、ヘルパーさんを付けてくれるって。そういうのって、ちょっとおかしいと思うんですね。

私はこれで何とかやれてるけれども、男だ、女だってことではなくて、ただ介護をしている人に対して支援をしてくださるんだったら、私だって、例えばもっと若ければね、外に働きに行くこともできるし、何かをすることもできるのに、っていうの、ありますね。男だから、女だからっていうんで区別されることは、何かすごく、ちょっと嫌な感じの、古い封建的だな、現代にそぐわないいんじゃないかな、と思いました。男女共修の元・家庭科の教師としては、すごい不満が残るとこですね。

介護者08（プロフィール：p.600）

Movie≫

介護者になるということ

3

認知症の進行に伴う意思決定

ここでは、認知症の進行に伴う意思決定と、看取りの希望に関する語りを紹介します。

○認知症の進行に伴う意思決定

胃ろう[★1]を造設するか、人工的な水分・栄養補給（鼻や口から管を通して栄養となる流動物を注入する経管栄養や静脈点滴注射など）をするかどうかという点について、家族が認知症本人に代わり意思決定を迫られるケースは多くあります。どこまで治療するのかという判断を行うことは、家族にとって非常に難しいものです。

○看取りの希望

看取りの時期を迎える介護者は、どのような見送り方がしたいかについて、家族で話し合っているケースも多いようです。私たちのインタビューでは、多くの人が、その時期がやがて来ることを認識し、できるだけ自然でその人らしい形で迎えてほしい、できれば自宅で見送りたい、と話していました。

★1　胃の中と体外をつなぐ経路（ろう孔）で、口から飲食することが難しい場合、直接、胃に水分や流動食、薬などを入れられるようにするためにつくられる。

胃ろうについて
父がどうしたかったのか
わからない
父の人生を娘の判断で
左右したのだろうか

胃ろうの造設

語り 148

胃ろうをつくろうと言われたとき、「あなた、看護師さんですよね？」「何で、医療者としてそれがわからないのか」みたいに言われて。「はい。誤嚥性肺炎をこのまま繰り返して、結果、悪化するっていうこともわかります。でも、父は認知症で、まだ歩けます。だから、家に帰ったときに、絶対、冷蔵庫は開けるでしょうし、食べるでしょう。胃ろうの意味がわかりません」と（答えました）。

姉も看護師でしたけど、まだ期待をしてまして、「専門の病院で、嚥下訓練をすれば大丈夫なんじゃないか。その短期間の間、胃ろうをつくればいいんじゃないの」って。

でも、本当に1か月ぐらい経って亡くなったので、告別式のときにですね、すごい後悔といいますか……、まさか1か月で亡くなるとは思わなかったものですから、胃ろうをつくって、その嚥下訓練をする病院に転院していれば、もうちょっと生きてたのかなぁ、とかも思いましたけども……。

その、父親がどうしたかったのかな、っていうのが、わからなかったんですね。最後の、その怒涛のような2年間の父の人生を、もしかしたら、その命もかもわかりませんけど、父の意思ではなく、娘の判断で左右してたかもわからないなぁとも、ちょっと、……ちょっとどころじゃないいんですけど、思いましたんですね。

介護者25（プロフィール：p.605）

Voice »

医師から胃ろう造設を勧められたが胃ろうを拒んでいた主人の言葉を尊重して造らないことに決めた

胃ろうの造設

語り 149

主人が肺炎を起こして入院して、先生に「嚥下は難しいですよ。胃ろう造りますか?」って言われたんです。以前、私は主人から、「胃ろうしてまで生きていたくない」って言われてたので、「胃ろうはしません」って答えました。

でも、私ひとりで決めるのも、っていうのがあったので、子どもたちに主人の言葉は言わないで、「医者から、胃ろうじゃないともう無理だって言われてるんだけど、どう思う?」って聞いたんですね。主人は食べることにすごく興味のある人で、嚥下障害を起こしてても、おいしいものは食べれてたんです。お寿司屋さんに行っても、ネタを小さく刻んで、ちょっととろみをつけたら食べてたし、うなぎも、おいしいうなぎ屋さんだと食べてたんですよ。だから、「食べることが好きだった人に胃ろうしたら、食べることの楽しみがなくなる。お父さんは好まないだろうね」って、子どもたちに言われました。

そこで、「実はお父さん、こう言ってたんだ」って話したら、「じゃあ、もう悩むことないじゃない」って。それと、主人のきょうだいにも言わなければいけないと思って、実家にいる主人の一番下の妹にも話したら、「自分は(胃ろうは)やりたくない」って言って、主人のことも「たぶん、やりたくないと思うよ」って。で、主人の言葉の話をしたら、「じゃあ、やらなくていいじゃん」っていう言葉をもらったんです。

介護者12(プロフィール:p.602)

Movie »

本人の意向を尊重し家族で夫が望むことは何かを考えて胃ろう造設を断ったが医者の抵抗にあった

胃ろうの造設

語り 150

親族はみんな、(夫に)胃ろうはやらない方向で決まってるので、私も揺れ動きませんよね。でも医師は、「どうして(胃ろうを造らないのか)? 今は怖くないよ」って言うんです。「いや、怖いからじゃないんです」っていう話もしたんですが、何度も説得されました。でも、私は「やりません」と返事しました。

施設の嘱託医は「何で? おかしいよ」って不満そうでしたけど、「おかしくはないと思うんですよ」って先生に言ったんです。「先生は医師として、こういう方向があるよ、っていうのは説明しなきゃいけないのはわかります。でも、決めるのは先生じゃないですよね。本人、家族ですよね。本人の意思を尊重したいっていうのが、私の希望です」って。

嘱託医に、「胃ろうしないっていうのは、家族のエゴ」みたいな言い方をされて、「(口から食べられなくなった)今だったら、本人も『胃ろうしたい』って言ったかもしれない」というふうに言われました。でも、本人が自分が元気なときに言い残したことだったら、言い方おかしいんですけど、遺言と同じことだと私はとったんですね。ですから、主人の意向を、「そうなったときには、してほしくない」って言ったことを守りたいと思って、医師と闘い続けた、っていう状況だったんです〔笑〕。

介護者12(プロフィール:p.602)

Movie≫

父が救急搬送され
胃ろうの選択を迫られた
本人の意思を確認したら
「まだ頑張りたい」と言う
ので、付ける決心をした

胃ろうの造設

語り 151

父の嚥下機能が悪くなって、食べられる量が減ってきたんです。何とか食べさせようと一生懸命やりましたけども、神経の問題なので思うように回復できなくて、胃ろうを選択しました。

意識がちょっと遠のいて救急車で搬送されたとき、先生から「何で早く胃ろうにしなかったんですか？」と言われたのですが、そのときまで胃ろうという言葉もほとんど知らないといってもいいぐらいで……。「(父は)食べること、一生懸命頑張ってきたしなぁ」なんて思っていると、「(胃ろう造設を)するかしないか、3日ぐらいで決めてください」と言われて、延命治療になるのかな、とかいろんなことを考えちゃったんですね。

主治医の先生にすぐ電話で相談したら、お忙しかったのに後でメールをいただいて、とにかく本人の意思を確認するのが第一だということでした。「レビー(小体型認知症)だから、覚醒してるときをねらって」と言われました。それで、「お父さん、こういう理由で栄養がとれないから、胃ろうを付けたいと思うんだけども」って言ったら、「水を飲むのも大変だった。まだ生きられる。だから頑張りたい」って本人が言ったんです。ちょっとびっくりしたんですけど、「じゃあ、決めよう」ということで、先生にお願いして、胃ろうを付けたんです。

介護者34 (プロフィール：p.608)

Movie ≫

父はそろそろ胃ろうを
考える時期に来ている
長生きしてもらいたいが
旅立つときは自然に
見送ってあげたい

見送り方

語り 152

往診の先生も（父に）「胃ろうをするかしないか、決めないといけない時期に来ていますよね」ってお話はされています。ただ、胃ろうを造設して元気になって、その先があるという方だったら、たぶんいいものなんだろうなと思うんですけど……。父は血圧の薬から、血液さらさらにする薬やアリセプトや、ありとあらゆる薬を毎日10種類ぐらい、もう16年飲み続けているので、心臓にもすごく負担かかっていると思います。（父に）長生きしてほしい気持ちは当然あるんです。でも、自然な形で楽にスッと眠るように旅立たせてあげたいな、と。

だから、うちは在宅で父を見送ると決めているんです。病院だと、本人がいて手をつないでいても、どうしてもピッピッっていう心臓の電子音のモニターに目がいってしまうので。そうじゃなくて、目の前にいる父が母と私と手をつないで、犬もいる中で、静かに息を引き取るのを見送ってあげられれば、と思います。

旅立つときは家族3人ちゃんと揃っていて、できれば病院じゃなくて、家の普段のお布団の上で見送れるよう、一緒に頑張っていこうねって、父がアルツハイマーになる前、脳梗塞で倒れたときに家族でして、今まで来ているので。それを集大成として考えることができるのかな。なかなかその調整も難しいんですけれどもね。

介護者30（プロフィール：p.607）

Movie»

読み解く

「家族介護者」になるという経験について

井口高志
（奈良女子大学・社会学者）

私の母は携帯電話を持っていないので、常に固定電話から私のスマホに電話がかかってきます（ちなみに実家の電話は、ダイヤル式の黒電話で、ファックスも送れません）。あるとき、母からの電話が、実家から徒歩で5分弱の一人暮らしをする祖母の家の番号表示でかかってくることが多くなったことに気づきました。

95歳を超える祖母は、心臓の持病があって身体障害者手帳を持ち、要支援1の認定を受け、週に一度はコンビニの宅配の食事サービスを使いながらも、基本的には食事も自分でつくり、風呂にもひとりで入っていました。また、週に1回訪問看護を利用しつつも、ヘルパー派遣やデイサービスに行くことにはまったく乗り気でない様子でした。年に2回くらいの私の訪問時には、自らの記憶力や見当識の衰えを「早く死なないと、お母さん、お父さんに迷惑をかけて困る」と自嘲気味に語るものの、今の政治情勢から戦争中の大陸からの引き揚げ経験まで、様々なことを語り、私や弟に小遣い（笑）を用意していてくれるくらい元気でした。それまで母は、病院の通院の送り迎えや、たまに食事を持っていくくらいのかかわりで、いわば、それぞれが、それぞれの生活をしていたように思います。

しかし、最近の、電話の向こうから聞こえてくる母の声は、薬を分類して飲むことがおぼつかなくなったり、料理の味がおかしくなったりするなどの、しっかりしていた祖母らしからぬ振る舞いにショックを抱いている様子でした。祖母のそばにいる時間を増やさなくてはいけないと思いつつも、ほかならぬ「自分」が、あまり色々世話をすることで、本人がさらにできなくなるのではないか、というような複雑な思いもあるようでした。実際に母の話を聞くかぎり、祖母に対して行うこと、つまり介護行為は、そばにいたり、ご飯をつくって夕食をともにしたりと、それほど特別なことではないようにも思います。けれども、母は、生活の中での何かが大きく変わったと感じ、不安に思っているようでした。介護者になっていくことは、このように「何となく変だ」という微妙な感じで始まっていくのかもしれません。

本書をはじめとして、私たちは今、多くの認知症の介護経験についての語りを様々なメディアで目にすることができます。そうした語りにおいては、診断などによって、認知症だとわかった後から、振り返る形で介護者となっていった経験が示され、特に印象的なエピソードが焦点化されます。しかし、実際に介護者を生きることとは、「今日からあなたが介護者ですよ」という委任状が出されて始まるわけではありません。ぼんやりと、徐々に大変なことが増えていき、気づいたら……何となくこれまでと違う状況になっていた、というのが、介護者になっていくことのリアルなのではないでしょうか。

今まさに、祖母のあいまいな変化に当惑している母に対して、遠くにいながら、やはりまた少なからずショックを受けていた私は、認知症の知識や事例を少しは知っている立場から、「ケアマネジャーに相談したら」とか、「認知症の診断を受けるということも、場合によっては必要かもよ」などの介護の「アドバイス」めいたことを電話口で話してしまいました。もちろん、戸惑っている人に対して、介護者としての「適切な対応」を伝えるのも重要なことなのでしょう。認知症の人に対しては、適切な知識をもとに、適切な介護を行う者となることが要請されています。しかし、そうした情報やアドバイスは、変化していく自分の母親を目の前にしている母に届くリアルな言葉ではないのかもしれません。また、私のような外の立場の者が何かを判断することと、祖母と最も近く長い時間を過ごす母が何かを判断する際の重さはまったく違っているでしょう。

介護家族の語りそのものから、私たちが自らの介護に生かせるようなことを学べるのはもちろんだと思います。しかし同時に、整理された語りでは表現しきれない、あるいはその行間から滲み出てくる、ぼんやりとした介護者を生きる経験、また何とも言えない重い責任意識にも思いをはせる必要があるでしょう。また、そうした経験を生きる人たちに届く言葉は何なのか、あるいは必要とされているのは「言葉」なのか、ということを問い直す必要もあるのかもしれません。

1

日々の暮らしを支える

介護の実際と社会資源の活用

ここでは、認知症の人を介護する家族が、日々の経験から生み出したり、困ったときに家族会で教えてもらったりした日常生活上の工夫やアイデアについての語りを紹介します。

●できることを続けてもらう

少しでもできることをしてもらうことで、認知症本人に「自分も役に立っている」という気持ちをもってもらうことができます。

また、ルーティンな行動や病気になる前から意欲的に取り組んでいた趣味を続けることで、生活のリズムを維持したり、生きがいにつなげたりといった工夫をしている家族は多いようです。

●接し方を工夫する

多くの家族は、認知症の人と接する際に様々な工夫をしています。病気であることを頭ではわかっていても、つい感情をぶつけてしまうときもありますが、自分が認知症の人の存在を受け入れ、それを態度で表すことが大切だと言う人もいます。

ちょっとしたことでも本人にとっては「自分も役に立っている」という思いにつながる

できることを続けてもらう

語り 153

うちの母、ちょっと手の震えもあって、手の使い方がちょっと……。（手に力が入らないので、（力がいらない仕事として）よく折り紙を折ってもらったりとか、チラシでごみ箱をつくってもらいます。「これあったら、私すごく助かるから、折ってね」って。ちょっと折れてないときや、全然開かなくなってるときもありますけどね。そしたら、母は「自分も何かちょっと役に立ってるかな」と思ってるみたいで、それはよかったかなと思うんです。

で、母が「私、自分の分、茶碗洗うわ」って言うんで、「じゃあ、自分の分だけでも洗ってね」ってお願いしてます。できることがあったら自分でやってもらうようにしてるんですけど、私もつい手を出して、「ああ、いいっちゃ、いいっちゃ」とか言っちゃうんですよ。でも、「じゃあ、これお願い」「洗濯物、たたんでね」って言うと、「じゃあ、たたませて」みたいな感じで、ちょっと役に立ってもらうというのもいいと思います。

介護者17（プロフィール：p.603）

Movie≫

夫は退職後も擬似通勤を続けることで規則正しい生活を維持できている

できることを続けてもらう

語り

154

夫は今までサラリーマンをやっていたんです。サラリーマンって、通勤をすることが、すごく規則正しい生活の訓練になるじゃないですか。私は通勤するので、夫も私と同じ時間に起きて、規則正しく朝食を食べて、そうすると、必然的に薬をきちんと飲みますよね。だから、そういう規則正しい生活をするために、（私を）送ってもらう形で一緒に通勤する。擬似通勤するっていうのも、1つの工夫なんですよ。多分、私を送りに行かなければ、夫は1日寝ている話になるかもしれないんです。

外に出ると、色々な人に毎朝会いますので、そういう人たちと何かを見て、「あ、今日、こうだね」って言ったりする。電車に乗って——実は通勤電車中に富士山が見えるんですね。夫は富士山がすごい好きなので、電車の窓から富士山を見て、「今日は見えるけど、ちょっと霞んでいるね」とか、「今日は見えないね」とか言う。やっぱり、自然を見て感動したり発見するっていうことは、訓練になると思うんですね。

意識的にそうやって、外に出したり、規則づけるようなことを、日常の生活に入れるように工夫をしています。

介護者03（プロフィール：p.599）

Voice »

困ったときに助けてもらえるように妻の名前や症状を書いた札を外出時にぶら下げてもらうようにした

できることを続けてもらう

語り

155

若年性認知症の妻がスーパーに買い物に行ったときに、買った物が自分の物かどうか判別が難しくなって、つい、人の物を自分のバッグに入れそうになったことがあったらしいんです。買い物して、自分の買った物をバッグに詰めるときに、テーブルの上で整理するじゃないですか。で、違う人もテーブルに出してると、自分の買った物なのか、人の買った物なのか、区別がつかなくなるときがあるんですって。そういうときに、病気だから間違うかもしれないってことを周囲の人にわかってもらうために、名前や住所、症状を書いたこの札を下げるようになりました。

これがあると、道に迷ったとか、何か困ったときに、助けてもらえる。(妻は) 普通にしていると病気に見えないんで、やっぱり「病気である」っていうことをわかってもらったほうが行動しやすいってことで、ひとりのときは札をぶら下げてもらっています。

私がつくって、妻に「これをつくったけど、ぶら下げてほしい」って言って、それで納得してくれています。だから、結構まあ、役に立ってます。つくったのは3年前です。いろんなことの障害が顕著になってきたのがその頃で、発症から丸4年経った頃からです。

介護者04 (プロフィール：p.599)

Movie »

このカードがあれば私がどういう人かをわかってもらえるこれがないと、ひとりで出かけるのは少し怖い

できることを続けてもらう

語り 156

――カードを付けて外へ出られると、安心ですか？

それはそうです、はい。これがあると、こういうふうにわかるでしょ、私だっていうこと。そいで……これがないとちょっと、ちょっと怖い。もしかしたら、私、あの……。これみたいに、ちゃんとしておいてくれれば、私は楽々っていうか……。

――住所とか連絡先が書かれてあると、安心してお友だちにも会いに行けるっていうことですか？

そうです、そうです、はい。それがないと、ちょっとね……困ります。

本人03（プロフィール：p.610）

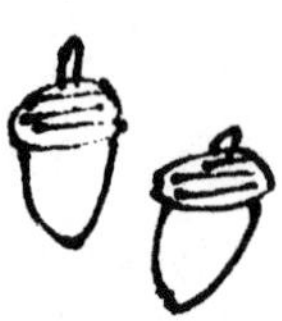

Movie »

怒らない、ダメと言わない、押しつけない――ダメ３原則は「あなたを受け入れている」と態度で表すことだと思う

接し方を工夫する

語り 157

結局、病気だということを受け入れるのが一番大変なのは本人で、病人になりきれない。今でもそうですけどね〔笑〕。やっと（病気を）受け入れた本人を、今度は私が受け入れるんだ、また。それが大変っていうかね、今までの対応ではダメで、私が変わらないとダメ、っていうところがありますよね。

家族会で教わったことなんですけど、「怒らない、ダメと言わない、押しつけない」――それが（認知症の人に対する）３原則なんですね。ああ、そうか、そういう意味では彼は病気なんだな、っていうことを意識させられる、ハッとさせられる言葉でしたね。

普段からその３つの逆を言ってしまってました、やっぱりね。今までの本人のイメージが抜けないもんですから、「何でそんなことをするんだろう」とか。例えば「何でプイッと飛び出していくんだろう。言いたいことがあれば、言えばいいのに」って、ふっと思うわけですよ。でも、本人は言いたくてもそれを言葉で言えない。そのつらさが、多分、出ていくっていう行動で、私に何かを言ってるんだと思うんですね。

一緒に暮らすにはね、やっぱり、彼を受け入れてるっていうことを態度で表す。「病気のあなたを受け入れてるんだよ」っていうことを態度で表すことが、その「ダメ３原則」じゃないかな、っていう気がしますね。

介護者08（プロフィール：p.600）

Movie »

やってはいけないことをやった主人を怒ったら「厳しくしてくれてありがとう」と言われた

接し方を工夫する

語り 158

私は、病気だからといって、怒っちゃいけないとか、そういうふうには思っていないので、人としてやっぱり、「それはしちゃいけないよ」って思ったことは、ガツンと怒るんですね。彼は、「僕に厳しくしてくれて、ありがとう」って言うんです。「もし甘えさせて、そのままにしていたら、僕はダメな人間になってたかもしれないけど、厳しくしてくれてありがとう」って言うこともあったりするのでね。

でも、それは夫婦関係なんですよね。私と彼との、今まで生きてきた関係であったりとか、今の生活の関係だったり、考え方だったりが、そういったこと〔はっきり怒ること〕ができるというか。どこの夫婦でもそういうことができるというわけではないので。

いろんな情報が入る中で、それを丸のみにして、「あの人にできたんだから、あなたにもできるよ」って、パターンで合わせてしまうと本人に無理がいくので、情報を取り入れたら、自分の中でよくかみくだいて、それを夫婦の中で生かしていくということを、私は気をつけていきたいな、っていうふうに思っています。

介護者05（プロフィール：p.599）

Movie ≫

お化粧を習いにいき妻に化粧をしている妻に微笑みがよく見られるようになった

笑顔を生み出すケア

語り 159

今、なぜ私が家内に一生懸命お化粧をさしてもらってるかというと、化粧することによって、家内の、喜び、微笑みが出る形が多くなって……。[★1]

家内も元気な頃は、私に素顔をあまり見せなかったんです。やっぱり化粧っていうのは、家内にとっては大事なことなんやな、ということで、メイク教室に行かしてもらって、自分なりにメイクを勉強したりしました。

今はメイクのボランティアの会にも所属さしてもらって、ボランティアの老人ホーム訪問をさせていただいてます。家内にメイクするときにも、肌に温かい手を差し伸べることによって、やはり変化があるので、その病気の方に私がメイクをさせていただいて、そういう変化が直接あれば、私には家内の介護もイコールなんです。「病気には、こういうことも大事なんですよ」っていうことを訴えたくて、自分なりに、男なりの化粧法を勉強いたしまして、最近はボランティアでさせてもらってます。

介護者14（プロフィール：p.602）

Movie »

〔注釈〕

★1 化粧はきれいになることで意欲や自信をもたらす効果があるとして、認知症におけるリハビリテーションの一環として取り入れられている。（健康長寿ネット「認知症に対するその他の療法」http://www.tyojyu.or.jp/hp/page000000300/hpg000000270.htm 参照）

介護の実際と社会資源の活用

2 家族内の介護協力

認知症の症状が進行すると、在宅における介護には、何らかの支援や協力が必要となります。主介護者の決定や、誰がどのような内容の協力ができるかは、家族構成、家族の居住地・職業・健康状態などによって変わってきます。

ここでは、家族内の介護協力に関する語りを紹介します。

◎きょうだいで親を介護する

子どもが同居して主介護者として親を介護する場合と、親の家に通って介護に協力する場合があります。同居の場合は、介護度が上がると仕事との両立が困難になり、施設入所に至るケースもあります。通いで親の介護をする場合は、きょうだいで協力したり、主介護者（主に長男の嫁）をサポートしたりしています。しかし、遠方に住んでいたり、仕事や家庭の事情で頻繁に通えない人もいますし、きょうだい間の協力体制や調整がうまくいかないケースも出てきます。

◎一人っ子が親を介護する

ひとりで親の面倒をみるのは大変な面もありますが、割りきって他者に依頼できたり、身内に気を遣わなくて済むので気が楽、ということもあるようです。

認知症の母は生活面の介助が必要になってきた 妹は働いているので私が母を引き取った

きょうだいで介護する

語り 160

3年くらい前まで母は妹と一緒にふたりで暮らしてまして、まだそんなに世話するほどではなく、身のまわりのことも全部自分でできました。食事も、自分で何とか準備してました。ただ、去年ぐらいから、つまずいたり転んだりして、料理の仕方も少し手順がわからなくなったりしてたんです。

（同居を決めた）一番の原因は、足腰が弱くなったことです。母は銭湯が大好きで近くの銭湯に行ってたんですけど、去年は雪が多くて行けなくなってしまってたんですね。それで、デイサービスと1泊のショートステイを利用して、うちに週3日ぐらい来て、その間にお風呂に入れたりもしてたんです。でも、今年の春ぐらいから、お薬も飲み間違えるし、お風呂にも入りに行けない状態ですし、下《しも》のほうも失敗したりしてたので、（働いている妹では面倒をみるのが難しくなり）9月からこちらに住所を移して、今はうちの家族と一緒に住んでます。

母のことが気になるので、もう四六時中、何か世話してるような気がします。「あれしたの？」「どうしたの？」とか、「これ食べて」とか、「ちゃんとこたつに入って温かくしてて」とか、声かけが増えたのと、私の母なので、主人にも気を遣い、母にも気を遣いで、その間に挟まれてちょっとストレスがたまるっていう感じですね。

介護者17（プロフィール：p.603）

Movie »

母の介護は、普段は
兄嫁が行い、姉も通いで
世話をしている
自分や妹も時々手伝い
男の兄弟も協力している

きょうだいで介護する

語り 161

最初のうちは、長男と兄嫁が中心になって母の介護をして、次女が通いながらお世話をする、私〔三女〕とか妹〔四女〕も時々行ってサポートする、という形で体制を組んでいたんですけれど、それではだんだん厳しくなってきた。デイサービスとかも回数多くするようにして、なるべく母に「人との交流の中で刺激のある生活を」っていうふうに努めてきたんですけれど、介護する側の疲れもあって、もうちょっと上手なローテーションができないかな、ってことになりました。

自営業の次男は、母のところに来たときに、戸を開けて声をかけたりとかしてくれてます。介護に直接手を出すことは、長男も次男もありませんけれど、長男は、例えば母が突発的に咳がひどくなったとか、お腹を壊したとか、何かあったときに受診するのに、送迎というか、運転はしてくれます。姉のところへ連れていくのに、必ず自分が運転してくれたり、そういうことは協力的ですね。

でも、私もそこはとても微妙なのかなと思うんですけど、母親に対して介護する自分っていうのにためらいがあるのか、それとも介護は男性には向かないのか、兄嫁とか姉たちのようにはなかなか手は出していない。気持ちがないわけではないんでしょうけど、言葉数も少なく、手を出すということもないですね。

介護者23（プロフィール：p.605）

Movie »

母と同居していた妹は介護に疲弊して「お姉ちゃんにはわからないよ」という言葉を残し、家を出た

きょうだいで介護する

語り 162

母と一緒に暮らしてた妹は、結局、しばらくして家を出ることになったんですね。私は（関西から首都圏へ）転勤するっていうことが決まってたので、「もう少し我慢してみて」って言ったんですけど、やっぱりもう我慢できないっていうことになって。そのとき「お姉ちゃんにはわからないよ」って、私に対して言ったんです。一緒に暮らしてると、やっぱりすごく大変だったんだなとは思いますね。

実際にその後、私も（首都圏に）越してきてからは仕事をしてたので、なかなか実家のほうには行けなかったんです。月に1～2回ぐらいは行くようにしてたんですけど、それでもわりとしんどいときはあって、病気とわかっていながらも、母とうまく接することができなくって……。

その後、家に帰ってきてから、自分に対してすごく罪悪感を感じたりとか、母に対して言ってはいけないことを言ってしまったとか、優しくできなかったこととかを反省したりして。それでもやっぱり、一緒にいると、「何で、そういうふうに何回も言うの」って、喧嘩してしまったりっていうのはあるんですけど。

介護者19（プロフィール：p.604）

Movie »

妹が認知症の両親と同居することになった重い荷物を背負わせてしまったと思うと涙が出てしまう

きょうだいで介護する

語り 163

（遠方に住む）認知症の両親の世話は、最終的には、ありがたいことにね、下の妹ふたりがみてくれることになりました。自分たちの職場を変更してまでも実家に入ってくれたもんですから、妹たちに重い荷物を背負わせてしまったんです。

私、もちろん親のために（遠距離を通って）介護はしているんですけれども、どっちかというとですね、妹たちが身体を壊すといけないから、それでね、頑張っているんです。若い妹がね、身体を壊すとかわいそうでしょう。親は、ま、ある程度順番ですからね。順番が変更になると、これはもう悲劇ですから、妹たちの身体が心配なんですよね。

それで……〔涙ぐんで絶句〕、まあ、申し訳ありません。意外とね、妹たちのことを思うと、涙が出てくるんですよ。そういうことで、頑張っております。何といったって、私、長女なもんですから、やっぱり責任があります。

介護者01（プロフィール：p.598）

Movie≫

姉は母を四六時中介護している母が死んだら姉は燃え尽きてしまうかもしれない

きょうだいで介護する

姉は母を週4～5日介護してるんですけど、もうちょっと自分のことを大事に考えてほしいな、って思います。旦那や子どもがいたらまた別なんだろうけど、姉は独身者なんですね。

どうしてもうちょっと先を見ずに、今だけを見るん？　今も大事やけど、今と同時に、もうちょっと先を見とけへんかったら困るんちゃう？　介護者っていうのは、きっとそういう家庭、結構多いと思うんですけど、「今半分、先半分」っていう視点で物を見とけへんかったら、絶対しんどいと思うんですよ。姉に燃え尽きてもろたら困るんで。そこにあんまり集中していってたら、おばあさん〔母親〕が死んでまったら、姉自体がものすごく、ダメージ受けるんちゃうかな。

〔姉は〕「社会とのつながりをもて」って、同年代の友だちにもアドバイスされたみたいです。だから僕も「そうやで」って。「あんた、自分のこともよう考えとかんと、あんたももう、ええ年なんやから」「今、おばあさんをみてるという、ちょっと言葉悪いけど、そこに酔いしれてたらあかんと思うよ」って。自分ちゅうのをもうちょっと、自分の生活ももっとこう大事にしてきへんかったら、先も含めてあかんことになるから、と。姉は「それは友だちにも言われたんや」とは言ってました。

介護者10〔プロフィール：p.601〕

語り 164

Movie »

一人っ子だとあきらめがつくし、覚悟もつく
誰かをあてにするより社会資源を利用したほうがいいと思う

一人っ子が介護する

語り 165

私はきょうだいがいないので、逆によかったって思うんです。何かもう、逆にあきらめもつくし、覚悟もつくし、意見を求められないし、逆に意見も言われないし。(一人っ子は)全部ひとりで解決するんですね。

きょうだいがいる人は、それはそれで大変みたいなので……。私にもわからないんですけど、同じ人にばっかり負担がいくとか、要領のいい人は逃げちゃたりとか、かえって難しいんだな。「よかった、ひとりで」って思います。

「ひとりじゃ大変」って思ったこともあったんですけど、介護においてはひとりが楽かもって。……家族というか、きょうだいがいる人は、例えば、自分に背負わされてしまうことになったら、一人っ子だと思って割りきったらどうですかね。やってくれない人には、言ったってやっぱりやらないので、その人をあてにしたり、求めるのはちょっとむだかもしれないですよね。だったら、社会的なものを利用したほうが気が楽だし、身内に頼るよりも他人のほうが楽なこともあるので。

介護者32(プロフィール:p.608)

Text»

私はキリキリしていたが認知症の両親の変化を夫や子どもたちは自然に受け止めてくれバランスがとれていた

一人っ子が介護する

語り 166

母がアルツハイマー〔型認知症〕ってわかって、父もレビー〔小体型認知症〕とわかったある日、親子3人でこうやって腕組みして、「私、頑張るから、3人で頑張ろうね」って言ったら、みんなが「うん」「おう」って言って〔笑〕。親子で頑張ろうと思って、それでやってきちゃったんですね。

介護をしながら、自分をどうキープするかとか、いっさい考えてませんでした。自分の生活を保ちながら介護してらっしゃる方って、今すごく増えてきてると思うんですけど、私の場合は、性格的にも完璧にのめり込んで、自分のことは全然考えてなかったです。父と母にすべてをかけられるような状況だったから、かけちゃいましたね。

私、一人っ子で、決めるのはひとりだったので、つらい部分もいっぱいあったけど、ほかに振り回されることもなく、ひとりで決めてきてしまったんです。

面白かったのが、私はもう必死になって、いっつもキリキリしてたんですけど、主人も、娘や息子も、おじいちゃん〔父〕の変化っていうのを自然に受け入れてったんですね。ほかが普通に接してくれてたので、私がひとりキリキリしてても、バランスがとれてたのかなと、今はそう思うんですけど。

介護者34〔プロフィール：p.608〕

Movie≫

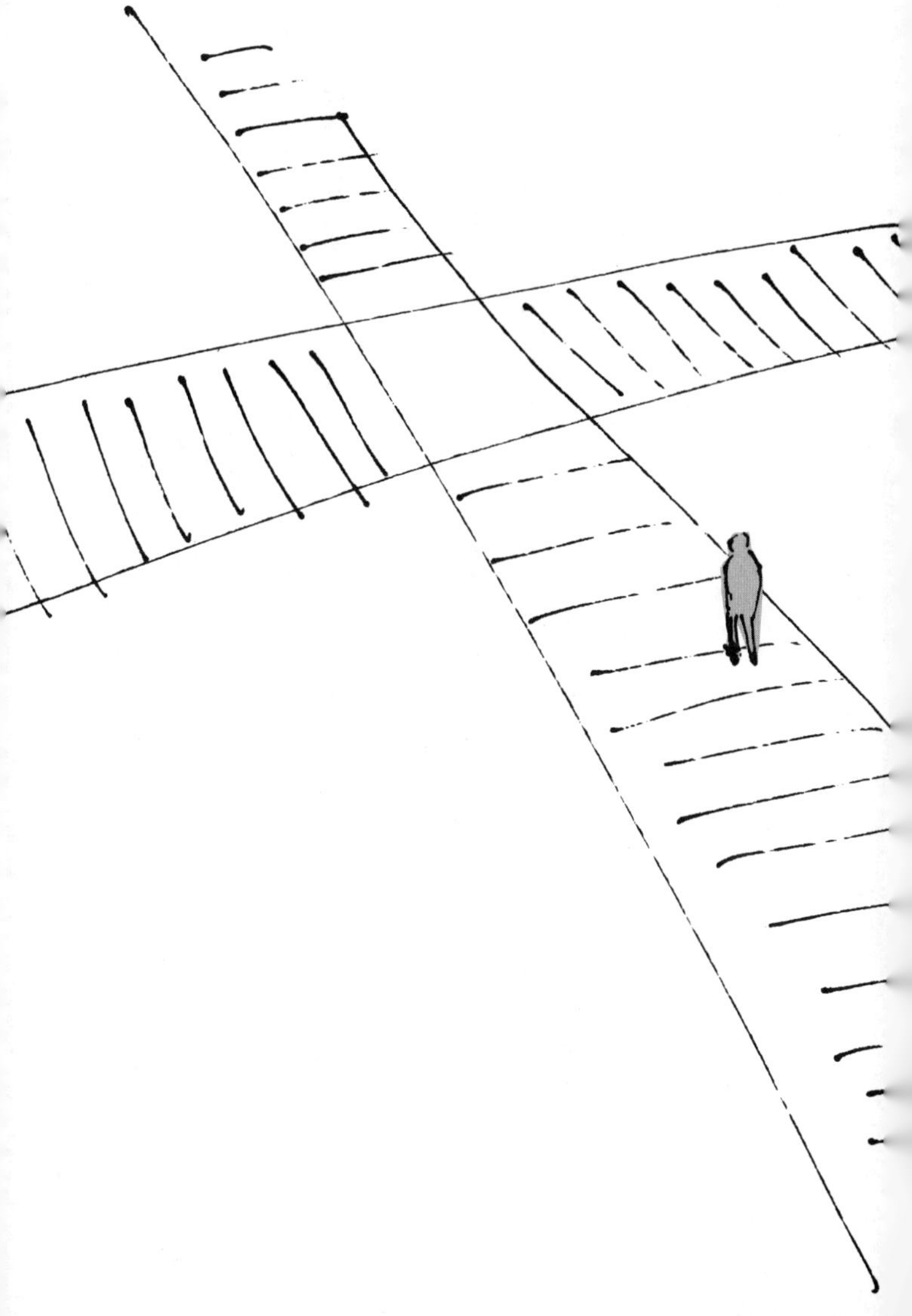

○舅・姑を介護する

義父・義母の介護は、実の両親の介護に比べて、遠慮やストレスを感じたり、実の親子である夫や夫のきょうだいに役割を期待してしまったり、意見の違いを感じることがあるようです。実の親とは違うので、きついことは言えなかったり、下《しも》の世話などにストレスを感じる人もいるようです。

○配偶者を介護する

介護する人の年齢によって、状況に違いがあります。若年性認知症の人を介護する配偶者の多くは、ひとりで介護にあたる人も多いようです。

一方、認知症高齢者を介護する配偶者は、自身も高齢であることが多く、同居の家族がいない場合は、いわゆる「老老介護」と呼ばれる状況になります。その場合は、社会資源を活用しながら、ほぼ自力で介護しますが、将来、自分が病気になったときの不安を抱いていることも多くあるようです。

義姉に舅《しゅうと》の介護を協力してもらえずストレスがたまり心療内科に通っている

舅・姑を介護する

語り 167

主人にお姉さんがひとりいるんですけど、義父の介護にはあまり協力してもらえないんですね。私はそのことですごくストレスがたまって、心療内科に通うようになっちゃったんです。

義姉が「もうおじいさんの面倒みるの、やだわ」って言うのを聞いて、ほんとにショックで。「自分の親なのに、どうしてそういうこと言えるの」って主人に言ったら、「俺がその分、みるからいいわ」と言ったんです。でも、そんなことできるわけないんですよね。義姉と関係を悪化させたくなかったもんですから、私がすごく我慢しちゃって。もうちょっと深く話し合いをすればよかったんですけど、やらなかったもんですから、「お姉さんの顔も見たくない」っていうような気持ちになってしまったんです。自分が一手に引き受けてやっちゃったもんですから、疲れが出ちゃったんですね。

心療内科に通うようになったのは、すっごく些細なことでものすごい怒ったり、何かそういうふうで、妹が「そんな怒り方は異常だから、医者に行ってこい」って言ったんです。そのとき妹が主人に、「こういう人が突然自殺したりするから、気をつけてね」っていうようなことを言ってくれたらしくて〔笑〕、それから主人がすごく協力してくれるようになって、だいぶ楽になりましたね。

介護者06（プロフィール：p.600）

Movie»

いずれは息子に（認知症の）妻と自分の面倒をみてほしいがその話になると喧嘩になってしまう

配偶者を介護する

語り 168

たまにこの家に集まったりすると、男〔息子〕３人、嫁さん３人でしょ。そんで私でしょ、で、孫が来るでしょ。「この先どうするんだ」ってことで、しまいには喧嘩になってさ。

親でも誰でも、元気なのが病気になったりすることによって、「面倒は誰がみるんだ」ということを、やっぱり私も決めてもらいたいし、また子どもにみてもらわなきゃな、と思っているけども、どうにもダメだということになれば、そのようにして今から考えなきゃなんね。だから、有料の施設に入るためのお金をためるにしても、〔施設に入った後〕何年生きてそこでお世話になるのか、というところまで考えて、お金の計算も含めてやらなきゃならん。

最終的にはやっぱり、自分の家で子どもに面倒みてもらいたいなと思う。私も親の面倒はみんなそういうふうにやってきたから、やってもらいたいと思うけれども、それがどうしても難しいなら、病院へ入るか、施設に入るか、するしかない。そのためにやっぱり色々と話をしてって、子どもたちにも言い聞かせておいて、最後はこうだというふうにお願いしたりしています。

介護者22〔プロフィール：p.605〕

Movie »

3 周囲からのサポート

介護の実際と社会資源の活用

認知症と診断された家族の変化を受け入れられない、兄弟姉妹や親戚の理解が得られないなど、様々な理由から介護者自身が精神的なストレスを抱え、心身ともに疲弊することは少なくありません。時には、本人以上に、家族介護者が孤立してしまう状況が生まれます。ここでは、そんなときにありがたく感じられた周囲の人からのひと言や働きかけについての語りを紹介します。

○周囲の人からのサポート

近所の人に家族が認知症であることを伝えることをためらう人は多いようですが、意を決して話してみると、意外と受け入れてもらえたり、アドバイスをもらえて助かったりすることもあるようです。

周囲の人からの温かい言葉やサポートが心の支えになることも多くあります。

母の病気のことを近所の人に伝えると「うちのおじいさんもそうだよ」と言って色々と教えてくれた

近所の人のサポート

語り 169

母の病気のことを、私も意を決して、近所のある方に、「実は……」っていう感じで言いましたら、「わかっとるよ」って言ってくれたんですね。「うちのおじいさんもそうだよ」って。自分の家の中でどうしているか、病院に連れていくときは、どういう段取りをとったらいいとか、その方の家では奥さんが主に介護をしなきゃいけないので、奥さんを休ませるために子どもや孫たちがどういうふうに協力をしているか、っていうようなことを、一通り話してくれて。

それで、「(あなたのお母さんを)もっと外に出さなきゃいかん」って(笑)。「1日1回、ちょっとのことでもいいから、外に出してね。家にいたら安心はするけれども、家にいたら同じだから、外に出して、刺激を受けて、人と話をして、もっとそういうことをやらなきゃいかんよ。大変なことだけどね」って言ってくれたんですね。

それが、もう、とってもうれしくって。……人のありがたみというのは、こういうところから来るんだなと思って。ほんとに意外でした。人の気持ちの機微がわかるというか。「ああ、そうでしょう、そうでしょう」じゃなくて、こう、カラッと言ってくれたっていうことに、彼女の人柄がよく出ていて、私はそれがうれしかったですね、とても。

介護者35(プロフィール:p.609)

Voice»

認知症の父親の介護で母も私も極限状態だった介護保険の導入を嫌がる母を、近所の人が説得してくれた

近所の人のサポート

語り 170

本当に極限状態のときは、（認知症の父親に対して）もう死んでしまえと思って、包丁とかを振り回しちゃったこともありますね。さすがにそのときは、父親は泣いていた。時々何かこう、我に返るときがあるのか、よくわからないんですけども、そのときは泣いていたような気がします。自分でもよく訳がわからなくなって、「何やってんの！」って近所のおばちゃんに包丁を取り上げられて、「いやあ、もうダメだね」とか言われて。

母親は世間体を気にするタイプなので、お父さんが認知症っていうことは、親戚にも、近所の人にも言ってなかった。脳出血の麻痺があっておかしいっていうのは、見ればわかるのでいろんな人に言っているんですけど、認知症になっているっていうのは、現状でも一部の人にしか言っていない状態です。でも、その大惨事を見ていた近所の人だけには、私が全部話をしました。で、母に「言っちゃった」と言うと、「えー」と言われました。

介護保険の話をすると、母親は「そんなの受けたくない」って言うのですが、その近所のおばちゃん夫婦が、私が包丁持ってあばれたところを見ていたので、「いつか父娘で死んでいるかもよ」とか色々言ってくれて、母は何とか、介護保険を受ける、ヘルパーさんを呼んでもいいって、しぶしぶ導入に同意してくれました。

介護者32（プロフィール：p.608）

Text≫

「あなたがお父さんを
忘れないように
私もあなたを忘れない」
という友人の言葉が
とても心に響いた

友人のサポート

語り
171

私が友だちに言ってもらって「ああ、うれしいな」って素直に思えた言葉があって。「今、あなたの大変さは正直、私はわからないし、代わってあげられない。でも、あなたはお父さんのことを忘れないようにしているじゃない。（同じように）私もあなたを忘れないから」っていう言葉。「介護が大変な時期は、お互い連絡は全然とらないかもしれない。私が連絡をしてしまうと、『ああ、遊びに行きたいのに』って、そこで自分が遊びたい気持ちと介護の板挟みになっちゃって、苦しめちゃうとよくないから、連絡しない。だから、落ち着いたときに電話ちょうだい」っていうふうに言ってくれた子がいて。「それまでの間は、連絡もメールもしないけど、私はあなたのこと、忘れてないからね」って言ってくれたのが、すごいうれしいって思いました。

だから、今、私も同じような立場にいる方に、それは伝えてますね。「どうせ私なんて、忘れられちゃってる」と思ってた人でも、「違うんだ」っていうふうに、ちょっと安心してくれる、っていうのがあるみたいなので。

介護者30（プロフィール：p.607）

Movie≫

介護の実際と社会資源の活用

4 家族会・患者会に参加する

ここでは、認知症の人を介護する家族を対象とする家族会と、認知症の人どうしが話し合う場としての患者会（本人の会）についての語りを紹介します。

○家族介護者の交流の場

認知症の人を介護する家族の会は、病院や介護施設が主催しているローカルなものから、全国に支部をもつ大きな組織まで、様々なものがあります。介護で同じように苦労している人たちと話をすることで、癒されたり、勇気をもらったりできます。また、異なる立場の人の意見を聞き、「そういう考え方もあるのか」と気づくこともあるようです。認知症の医療や介護施設に関する、実際的な情報が得られるというメリットもあります。

一方、若い世代の介護者は、家族会に参加しても同年代の人がいなかったり、忙しくて参加することが難しかったりします。そのため、ＳＮＳ（ソーシャル・ネットワーキング・サービス：インターネットを介して他の人とつながるためのサービス）を利用して交流の場をもつ人もいます。

家族会の会長さんに
相談したところ
「日々の生活を楽しむこと
を考えては」と言われ
気持ちが落ち着いた

家族会

語り

172

あるテレビ番組に家族会の会長さんが出ていらしたので、名前をメモしていたんです。それでネットで調べて、お電話しました。（会長さんは）たくさんの（認知症の）ご本人を見ていらっしゃるんで、「うちのお父さんがどのくらいのレベルで、今どういう状況で、どうしたらいいか、一度話を聞いてもらいたい」ってお願いして、事務所にお邪魔して2時間ぐらい話しました。そしたら、ものすごい気分が落ち着いてきたんです。

会長さんのお話では、若年性アルツハイマーって、一概には言えないらしいんですよ。一人ひとり全然違う症状だったり、特徴が違ったりするらしいんです。

そのとき、本人も私と一緒にいて3人でお話したんですけど、本人と会話が成立していたんで、「普通の人と病気の間ぐらいの感じじゃないですか」とおっしゃって。「多少困ることがあっても、日常の生活が普通にできるわけだし、日々の生活をいかに楽しくやっていくかを考えたほうがいいですよ」って言ってくれた。その、何ていうんだろうな……お医者様のように数値とかそういうことのデータではないけれども、会長さんはいろんな人を見ているが故に言えることをアドバイスしてくれたり、客観的に言っていただけたのが、すごく気持ちが落ち着いた理由だと思います。

介護者03（プロフィール：p.599）

Voice »

家族会では
長い経過の患者さんや
ご家族に会えるので
病気の進行について
想像できて勉強になる

家族会

語り

173

認知症の方とその家族の方と集まって、情報交換とか、認知症にかかわる勉強会をしています。今年の初めに、認知症の先生を迎えて講演会をしていただきました。そのときにも色々スライドを見せていただいて、勉強させていただいて。勉強会のほかにも、食事会をしたりして、だいたい2か月に1回のペースで集まって、情報交換をしていますね。

うちはまだ参加して間もないんですけど、もう何十年も行ってる方もいらっしゃるので、例えば「こういうことになったら、こういうふうに対応して」とか教えていただけるし、「病気がこういうふうに進んでいく」っていうのが目のあたりにできる。患者さんの様子も見れて、家族の方の話も聞けるので、「(うちも) だいたい何年後にはこんな感じになるのかな」って先読みできる。何も知らないで、急に色々なことが出てくるよりも、段階を追って症状が進んでいくのがわかるので、バタバタしないでも、「ああ、こういうふうになっていくんだな」って、素直に認知症を受け入れることができるかな、と思いますね。

今、うちでは本人にこだわりが出てきてるのですが、「ああ、こういうふうにこだわってくるんだ」「この次はこういうふうになるんだろうな」とか、ほかの方のお話が聞けるので、すごく勉強になります。

介護者15 (プロフィール：p.603)

Voice »

「妻はまだ元気だ」と言うと「うちも○年前まではそうだった」と言われる
前向きでいたいので
そんな話は聞きたくない

家族会

語り

174

ようある話やけども、交流会とかでね、看取りの話が出るのが嫌なんですよね。とにかくちょっとでもね、妻の病気を改善の方向にもっていきたいって思うとんのにね。

それからね、やっぱり「ああ、奥さん、まだ元気やね。うちかてな、○年前まではそんなんやったけども……」って話。そういうの、一番嫌いなんです。「そんなこと言わんといてくれる、ほんまに〔笑〕」って言いたくなる。

とにかくね、前向きに考えていこうと、自分自身は思ってる。だから交流会でね、そういう話が出てきたら、「もうこの場、離れたいな」って、思うんですよね〔笑〕。

介護者13（プロフィール：p.602）

Movie »

今まで世間では男性は介護をしないものと思われていたが男性介護者が増えたので研究会を立ちあげた

家族会

語り 175

今までは世間では、男性は介護をしないものやと思ってはったんね。女性が当然、介護をするような環境にあったというのは大事ですよね。だから、奥さんが病気になりはったとしても、娘さんがおられたら、娘さんが介護しているってケースが多いんですよ。ご主人が介護しはるって少ないんですわ。だけど、今まで娘さんが介護してはったんのが、ご主人も介護に入るようになりはった。「僕も、家内を介護してるんやで」「お母さんを介護してるんやで」という男性が出てこられたんが、男性介護研究会の発端になってます。

女性の方とは違うのは、男性の方は、行政のほうに働きかけていく人が多いんですよ。行政の改革とかね、そっちのほうに少し時間を割いてでも入っていかれると思います。私も、介護している方に、行政で助けられる部分はないんか、と思います。

今、介護者をサポートする会ってありますよね。気持ち的にものすごく行き詰まってはる人が多いから、そういう会を立ち上げて、その会で介護に携わってはる方をサポートしましょうと。そういう会ができてきたのは、やっぱり男性介護者が増えて、かなりズームアップされてきているのもあるのかなと思います。

介護者14（プロフィール：p.602）

Movie »

「理解してくれなくても知ってくれたらいい」という同病の方の言葉が自分を変えた

家族会

語り 176

幻視が見えるなんて、友だちにも多分理解できないだろうって思ったときに、同じ病気の人と話がしたいって、すごく思ったんですね。同じ病気の人なら、この気持ちをわかってくれるだろうって。必死になって探して、ひとりの方と会うことができたんです。ちょうど私と同じ世代の女性でした。

その方と何時間話しても、まったく病気とはわからない。私と同じような方でした。ほんとに一生懸命で、私よりも一歩も二歩も前を進んでいる方で。

その方は、家族会に出て、自分の症状を話してらっしゃると言ってらした。私が「この病気のことを言っても、誰にも理解してもらえないいんじゃないんですか」って言いましたら、「理解してくれなくても、知ってくれたらいい。こういう病気があるんだ、こういう病名があるんだって、そういう人がいるんだっていうことを知ってもらうだけでいいんです。皆さんがより深くレビーを理解するように、私はお話しするんです」っておっしゃったんですね。ほんとにすごいなと思いました。

その言葉は、ほんとに、私を変えましたね。「あ、そうなんだ。言わなければわからない。理解してもらおうって思わなければいいんだ」って。その一言で、私も親しい人から順に、私の病気を伝えていこうと思いました。

本人11（プロフィール：p.613）

Movie≫

家族会は60代の方がメインなので若年性認知症の家族をもつ人が話をできる同世代の人がいない

家族会

語り 177

若年性認知症の方の家族が皆さんがおっしゃるのは、同じぐらいの年齢で話をできる人がいないってこと。皆さん、やっぱり誰かに話を聞いてほしいし、誰かと話したくて家族の会に行くんですけど——家族の会を悪く言うつもりは全然ないですけど——、やっぱりそこは60代がメインらしいんです。その人たちが自分たちの80代の父親・母親をみているという構図で、若手といわれている人も50代とか60代。そこに（30代の）自分が行くと、その人たちの娘や息子ぐらいの年齢なので、諭されちゃうみたいなことがあって、全然しゃべれない。

だからといって、同世代の友だちにしゃべったら、何か辛気くさいというか……。被害妄想なのかもしれないけど、みんなはいろんな楽しそうな話をするのに、うちは「父さんのおむつが……」なんて、やっぱ言えない。

私のブログにも同じような立場の方が、「友だちに言えない」ってコメントくださったりするんです。なので、若年性認知症の家族をもつ人は、ストレスをため込んでしまっている人が多いですね。

介護者32（プロフィール：p.608）

Text≫

顔がわかると言いづらいこともあるので匿名性の高いブログに思いを吐き出している

SNSでの交流

語り 178

30代は忙しく、介護の交流会をやっている暇もないです。同世代の方が集まって何かしていないか、実際に探したりもしたんですけどね。今、ネットが進んでいるので、皆さんも探したっておっしゃるんですけど、意外にない。どうしてだろうねって考えたときに、やっぱり30代は、女性だったら結婚したり子どもがいたり、男性だったら一番働く時期じゃないですか。で、介護もしていたら、そんな会とかやっている暇がない。「いつすんの?」ってことになっちゃう。やっぱり、実質的に集まるのって難しいんだね、と。

それに、顔がわかると言いづらいこともあるけど、ブログとかツイッターとかフェイスブックは匿名性が高いので、そこで思いを吐き出していって、そこに面白い話とかも織り交ぜたらすっきりする。やっぱり、みんな誰かとつながりたいと思っているので、「同じような人がいないかな」って、ブログとかも探しているらしいんですよ。そこで、コメントを交わしたりとか、思いを吐き出せたりする。私のブログも多いんですよ、コメントくれる人。コメントだと公開で載っちゃうから嫌だって、個人的にメッセージをくれる人とかもいらっしゃる。どこかで吐き出したいけど、「(生身の)人は無理、もうあきらめた」みたいな感じで、「ブログはやっています」っていう方は多いですね。 **介護者32** (プロフィール:p.608)

Text≫

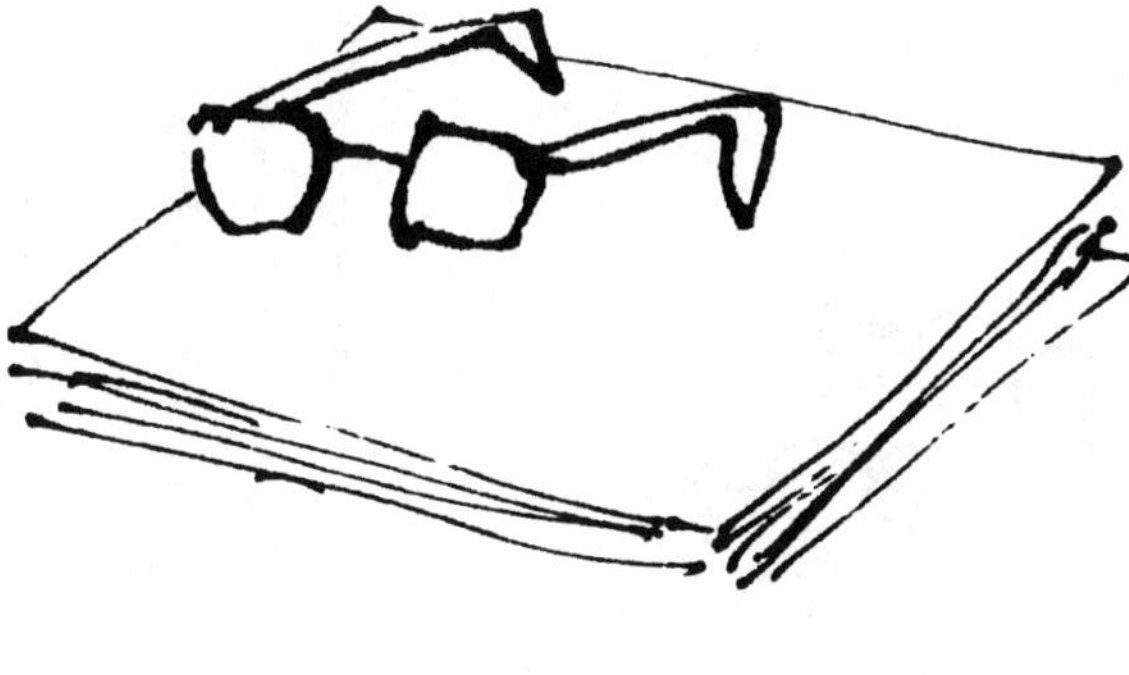

◘認知症本人の交流会

夫婦で一緒に病気に立ち向かっていても、認知症の本人と介護者は立場が異なるため、介護者に対する不満があっても、口にできない人もいます。

そうした思いを本音で語り合える場として、認知症本人の交流会も開かれています。そのような交流会に参加することが、本人のエンパワーメント（夢や希望をもち、生きる力をわき出させること）につながっていることも多いようです。

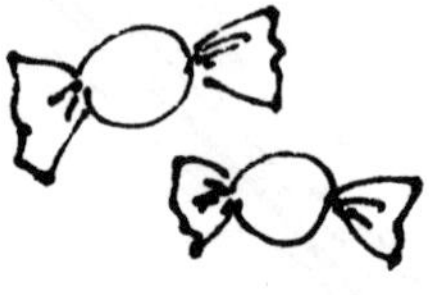

認知症本人たちだけで
話し合う場で、仲間と
気持ちを共有することが
病気と闘う意思に
つながっているようだ

認知症本人の交流会

語り

179

（認知症の交流会で）家族は参加しなくて、認知症のご本人たちだけで話し合う機会が何回かあったんです。

そこで本人たちがワアッと自分たちの気持ちを共有して、「こんなつらいことがあるんだよね」「ああだよね、こうだよね」と言ってね。奥さんの悪口を言ったりとかもしながらね。

そういう中で、苦しさ、つらさ、そういったことを自分が味わっていて、仲間がいることでこんなに自分が強くなって、「この病気と闘っていきたいんだ」っていう気持ちを強くしてくれる。ほんとそういうことが、彼の気持ちや、これから生きていこうという強い意思を、何て言うか、豊かにしていってくれてるのかなぁ、っていうふうに思うんですね。

介護者05（プロフィール：p.599）

Movie »

認知症本人の交流会で同じ立場の仲間に出会ったことで家内は元気づけられ大きな自信にもなった

認知症本人の交流会

3日間の認知症本人の交流会でね、そりゃあ元気もらいました。あれでね、家内が変わりました〔涙〕。家内の中に、彼女自身が戻ってきた。3日間の最後になってから、人には言えないことが、自分から言えるようになったんですよ。

語り

180

その交流会の後は、彼女自身がどなたの前でも、自由にしゃべれるようになった。いろんなとこへ行って、「私は今までやってたことができんようになってるけども、今は皆さんの前でどんなことでも言えるようになりました。楽しいです」と言ってるんです。

この交流会で、家内は同じ立場の仲間の中に入れた。仲間がおるということでね、彼女の大きな自信につながった。本人がはっきり言うたことは、「一般の方の中に入ると、『あ、あの人、ちょっとおかしいんじゃない』と思われているのが視線でわかる」って。一緒に話しとってもね、そういう態度がわかるんだと思います。ところが交流会に行ったら、みんな同じ病気やから、何回同じことを言っても、「ああ、これね。あれはこの病気のせいなんや」と（わかってもらえる）。誰も一緒なんや、理解者ばっかしやから。本人でも、ご家族でも、平気で一生懸命聞いてくれるわけ。そんなことで、家内自身がね、そういうとこに行くと気楽にしゃべれてる。

介護者13（プロフィール：p.602）

Movie »

介護の実際と社会資源の活用

5 介護サービスの利用

ここでは、認知症の人を介護していく上で、どのような介護サービスを利用したかについての語りを紹介します。ここで紹介する介護サービスは、主に介護保険制度によるもの（市区町村に申請し、要介護認定を受けてその度合いに応じて受けられるサービス。認知症の場合は40歳以上が対象）ですが、障害者認定を受けていたり、合併するその他の病気で医療保険によるサービスを併用していたり、介護保険外でサービスを利用している場合も含まれます。

○介護サービスの導入

介護サービスの利用に関しては、どこに相談したらよいかわからないという人もいますし、周囲の経験者や医療・介護関係者からのアドバイスで、スムーズに導入できる人もいます。

介護保険による介護サービスを受けるには、市区町村に申請し、要介護（要支援）の認定を受ける必要があります（WAM NET：制度解説ハンドブック 利用までの流れ http://www.wam.go.jp/content/wamnet/pcpub/kaigo/handbook/ 参照）。訪問調査の結果と医師の意見書をもとに、要介護度の判定が行われます。

介護の情報を得るには自分から「困っている」と開示することが重要だ

介護サービスの導入

語り 181

私の友だちには、介護している人がたくさんいるんですよ。それで（嫁ぎ先の父が闘病したとき）「こうなんだけど、どうしたらいい？」って聞いたら、みんなが教えてくれて助かったんです。そういうことがあったんで、両親のときは、「（介護サービスには）こういうのがあるんだよ」って、妹たちに威張って教えてやって、ちょっといい思いさせてもらいました。

やっぱり情報をいかにして得るかって、重要なことですね。知らないと損をしますでしょう。でも、「自分のうちがこういう状態なんだよ」っていうことを恥ずかしがって隠していると、情報をもらえない。だから、あえて「今、うちはこういう状態なんだよ。すごく困っているんだわ」って情報を開示する。そうすると、「あ、それなら、いい手があるよ」「こういうサービスがあるから、使いなさいよ」って教えてもらえる。

それで、「それを使ったらどうだったか」っていうことを報告するでしょう。またそこでいろんな話ができて、グチも聞いてもらえる。で、「あなた、そうやってやるから、おかしいんだよ」って教えてもらったり。義父の介護の下地があったんで、両親の介護のときに、何を使ったらいいのかってことがスムーズにわかりました。

介護者01（プロフィール：p.598）

Movie »

介護サービスの窓口のケアマネジャーは優しさだけでなくきちんと情報をもって対応してほしい

介護サービスの導入

語り 182

症状とか病状とか、一人ひとり全部違うわけじゃないですか。だから、それに対応するプロがほしい。優しさだけとか、おしゃべり聞くだけじゃ、〔話が〕進まん。介護サービスの窓口はケアマネジャーなのかなと思うけど、ケアマネが来て、本人と話して、病院もショートステイも全部仲介するわけでしょ。ここにこういう病院があって、ここにこういうデイサービスがあって、ここにこういうショートステイがあって、っていうのを、向こうは向こうのネットワークで探してくれんと、こっちはわからんまま終わっちゃう。

たまたま私は彼女〔義母〕に合った施設がみつかったけど、〔施設が本人に〕合わなくて転々としてる人、知ってるの、いくらでも。

色々〔な施設を〕全部見てみりゃいいじゃん。でも、本人が行かないんだよ〔笑〕。こっちは動いてても、本人が動かん。あのへんがつらいとこだよね。かかわる人がプロで、ちゃんとした情報をもってないといかん。こっちは完璧に素人で、はじめてじゃん。

介護者26（プロフィール：p.606）

Movie»

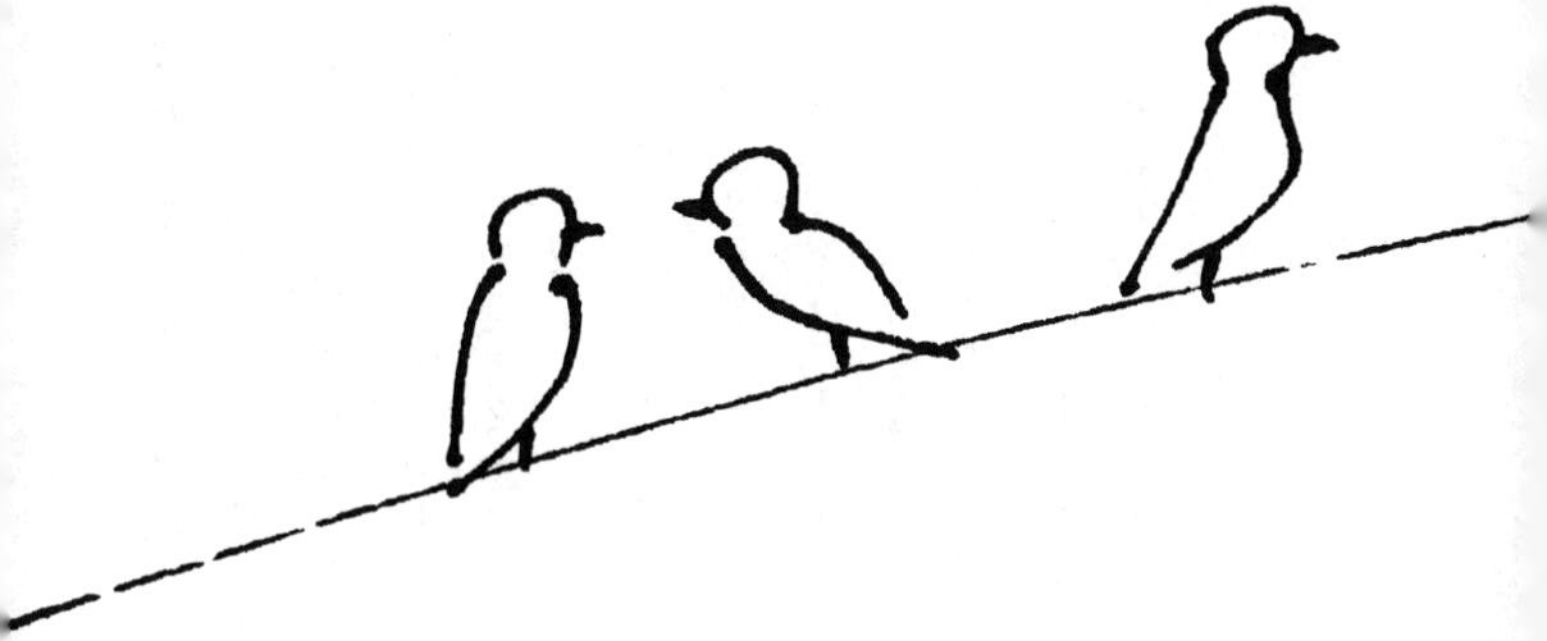

◎介護サービスの種類

介護保険で受けられる介護サービスには様々な種類があります。これらのサービスは、認定された要介護度によって、サービスを受けられるかどうか、受けられる場合は負担金がいくら必要かが異なります。

・自宅で利用するサービス：訪問介護（ホームヘルプ）、訪問入浴介護、訪問看護など

・施設に通って利用するサービス：通所介護（デイサービス。認知症専門の施設もある）、通所リハビリテーション（デイケア）、短期入所生活介護（ショートステイ）など

・生活を整えるためのサービス：車いす、ベッドなどの福祉用具のレンタル、手すりをつけるなどの住宅改修など

このようなサービスを利用する家族の中には、訪問介護などで他人を家に入れることに抵抗がある人もいますし、認知症本人がデイサービスやデイケアに行くのを嫌がることもあります。

妻は家事ができなくなり
僕は料理の経験が
あまりなかったので
料理に大変困り
ヘルパーさんを依頼した

介護サービスの利用

語り 183

（認知症の）女房は家事ができないので、日常の介助はもちろん必要なんですけど、家事全般で僕、料理の経験があまりなかったんで、最初は料理が一番困りました。あまりにも困ったんで、ヘルパーさんを使い出しました。料理介助がメインなんですけども、料理以外にも洗濯、掃除など、家事援助をお願いしています。お風呂の介助とか歯磨きは、私が全部やっています。女房は（ヘルパーさんと）一緒に料理しながら、お昼と私の夕食分を一度につくってる感じじゃないかな。料理に関しては、週4日は私で、ヘルパーさんが週3日やっています。私は料理上手にはならないです〔笑〕。介護の面は困るってほどではないけど、ま、困りますね。

あと、ガイドヘルパー〔移動介護従事者〕さんていうのがおりまして、障害者向けのヘルパーさんなんですけど、その人が毎週、週1回、女房をスポーツクラブに連れていってくれます。そこでプールに入るんですけども、プール以外にも、映画を観にいくとか、そういう援助もしてもらっています。（女房は）週末にも私とプールに行くんで、だいたい週に2日プールに通っています。

介護者04（プロフィール：p.599）

Movie »

嫌がる妻を無理やりデイサービスに行かせると自分が楽をしているみたいな気持ちになる

介護サービスの利用

語り

184

（妻が）ひとりで家に昼間いると心配なんで、（通所している施設から）週2回デイサービスに朝迎えに来てもらって、お昼食べて、お風呂入って、夕方帰ってくる。（本人は）それが嫌なんやな、行くのが。

――〈妻＝認知症本人〉嫌なんや。

デイサービスの日は朝から「行くの嫌や。行くの嫌や。何で行かなあかんのかの」、もう延々と繰り返されるんで。

――〈妻〉みんなが話しかけるんですよ、私が一番若いから。（デイサービスは）手やら足の悪い人とか、車いすの人ばっかりやもん。

「年寄りの人ばっかりや」って言うもんな、スタッフに。やっぱりデイサービスに行って預かってもらうのが、家族としては一番助かるんですけども。

――〈長女〉本人がね、「嫌、嫌」言ってるんで、しょうない。

本人が嫌がると、嫌がることをさしてるんかという、こっちの、どう言ったらいいんですかね……。

――〈長女〉押しつけて、こっちが楽していて……。

うん、うん。そうみたいな感じになる。

介護者21（プロフィール：p.604）

Voice »

前の施設は高齢者が多く夫は「居場所がない」と言っていた今の若年性認知症専門の施設は気に入っている

語り 185

主人は要介護3の認定を受けて、介護のプロの力を借りる必要性が出てきたんですね。ケアマネジャーさんの紹介で、若年性認知症専門のクラスを知ったんですよ。見学に行ったら（主人が）えらく気に入りまして。

同世代の若い人たちが集っていたんです。クラス会のように土曜は同じメンバーが顔合わせでき、メディカルチェックは当然あるんですけど、朝ミーティングというか、自己紹介、今日の気分はとか、最近の近況はとか、そういう自分のことをシェアするところから始まり、今日何しようか、ランチもお弁当買って食べようとか、お散歩ついでにレストランで食べようとか、ミーティングでみんなの同意を得て進むっていう、やりたいことがやれる環境。

自分たちで生み出せる。それぞれもっている得意技とか、残っている能力を発揮する環境づくりをしてくれているところが入りやすかったなって。家族も見学に行って、1日楽しんで帰ってきました。本人も汗だくになりながら、「また行く」みたいに張りきっちゃって。目の輝きが違っていましたよね。

それまで何か所か（施設の）見学はしていたんですけど、主人にとってはなじみにくさというか——例えばお年寄りがたくさんいらっしゃって、自分よりもケアを必要としてい

Movie »

る車いすの方や、身体がおひとりでは動かせないような状況の方を見ると、「僕のいるところじゃない」って。途中で電話かかってきて「僕、帰る」って言うんです。行ってすぐですよ。「スタッフがみんな忙しそうで、僕には目もくれないし。邪魔になるから、きっと僕はね、帰ったほうがいいと思う」って。

そこにいることで笑顔が広がるとか、自分がいることによって何かプラスの影響力が発揮できるところだったらどんどん行けるけど、行ったその日に疎外感みたいな感じで。

高齢者がたくさんいらっしゃると、歌を歌っていても大昔の歌なんですよね。で、主人は「僕が歌える歌じゃない」とか言うわけですよ〔笑〕。フォークソングやグループサウンズで育っている世代なので、自分の父親ぐらいが聴いた時代の演歌や古い曲では一緒に歌えないと。「ギャップを感じる」「居場所がない」って、主人は言っていましたね。

介護者33（プロフィール：p.608）

介護の実際と社会資源の活用

6

経済的負担と公的な支援制度

認知症になると、どのような経済的負担があるのでしょうか。それまで働いて収入を得ていた人が、認知症のため、あるいは認知症の人を介護するために働けなくなって、収入が減ってしまうということがあります。加えて、介護や治療のための支出も増えます。

ここでは、認知症本人と家族がどのような経済的負担を経験し、それに対してどのような社会資源を活用して対処したかについての語りを紹介します。

○収入の減少と年金・生活保護

年金受給年齢に達していれば、「老齢年金」と「介護保険」を使って生活を支えていくことは可能です。

一家の大黒柱が若年性認知症で働けなくなった場合は、健康保険の加入者であれば「傷病手当金」「障害年金」を受けられます。すでに60歳を過ぎている場合は、本来65歳から支給される「老齢年金」の繰り上げ支給を使うことができます。これらだけでは生活できない場合は、「生活保護」を受給する方法があります。

休職中は傷病手当金を退職後は障害年金をもらっているがいざというときのために株や土地を売った

収入の減少

語り 186

主人は認知症になって、会社は休職ですので、そのときは傷病手当金〔p.519参照〕を受けられました。退職後は、障害年金〔p.519参照〕に移行できる手続きをしました。

うちがラッキーだったのは、会社が全部、こうしなさい、ああしなさいって教えてくれたことです。ですから、（家族会の）ほかの会員さんと比べると、全部うまく進んでいったんです。だから、よかったんですよ。

あとは、何せ、いつどうなるかわからないことですから、株式なんかも全部現金にしました。現金で持っておかないと、不安だったんです。土地もちょっと持ってたのも、全部売って現金にして、それで生活やってきました。

だから、どこからも援助はないです。自分たちで回してきました。

介護者12（プロフィール：p.602）

Movie≫

両親の年金は合わせて12万円しかなかった
介護保険適用分を超えた介護費用が10万円を超え生活できなくなった

収入の減少

語り 187

父を家でみるため私は介護離職してしまったので、そのときまでためていたお金で生活していました。両親は年金を前倒しで先にもらっていた〔p.519参照〕んで、(年金が減額されていて)ふたり合わせて12万円しか入ってこなかったんですね。

それだけしか入ってこないところに、父がショートステイ先で身体拘束されていた件があって、父を在宅でみようということになったんです。在宅でみると、設備もいろいろ整えなければいけないし、父をお風呂に入れるのも、私がヘルニアになってしまって、だんだんそれもできなくなってくると、ヘルパーさんとか訪問サービスを呼んだりしなきゃいけないので、経済的に本当に苦しくなってしまった。出ていくお金は、毎月の介護費用とか、介護保険適用分を超えた分とか、合わせれば10万円以上で、それプラス生活費なんて、とても暮らしていける状態ではなくって。

私が離職してちょうど1年ぐらい経ったときですかね。うちがそういう状況なので、母の友だちも私の友だちも(私たちを)誘わなくなってくるんですよ。気遣ってくれているのはすごくわかるんですけど、そうすると、だんだん「あ、友だちまでいなくなってしまった」っていうふうに、孤立状態になってきて。

介護者30(プロフィール:p.607)

Movie≫

生活保護でだいぶ国のお金を使っている 生活保護を脱しないと自分には未来がない

収入の減少

語り 188

——今はどうやって生活されているのですか？ 生活保護ですか？

生活保護〔p.519参照〕です。だいぶ国のお金を使ってるからね。それを早く返さなあかんやろな、あかんかなって、そればっかりや。（国から扶助を受けていることが）頭にこびりついてんねん。

——ご自分はどうしようと思ってらっしゃるか、教えてください。

それがなかなかできへんのやな、わからんねんな。

あのー、生活保護受けるのを脱し……、生活保護という言葉を脱しきらなければ、私自身には未来がない、と。……どうも話がまとまらんな〔笑〕。

本人08（プロフィール：p.612）

Text»

MEMO

公的な経済支援制度

①傷病手当金

健康保険（会社の健康保険組合や全国健康保険協会〔協会けんぽ〕）の被保険者が、病気やけがのために会社を休み、事業主から十分な報酬が受けられない場合に、最長1年半支給される。

②障害年金

国民年金または厚生年金保険の被保険者で、病気やけがなどで障害が生じ、生活に支障が出てしまった場合に支給される。一定の保険料納付要件を満たしていることが必要。

③老齢基礎年金の繰り上げ支給

老齢基礎年金は、原則として65歳から受けられるが、希望すれば60～65歳になるまでの間で繰り上げて受けることができる。繰り上げ支給の請求をした時点（月単位）に応じて年金が減額され、その減額率は一生変わらない。

④生活保護

資産や働ける能力などすべてを活用してもなお生活に困窮する場合に、生活の困窮の状態に応じて必要な生活保護を行い、最低限度の保障をする制度。

●介護や医療の費用負担と障害者総合支援制度

認知症で介護が必要になると、主に介護保険で介護サービスを受けることになります。ただ、１割（一定所得以上は２割）の自己負担で利用できる額には限度があるため、認知症が進んで必要な介護サービスが増えると、限度額を超えてしまい、自己負担分も増えます（ただし、利用者負担額には所得水準に合わせて上限が設けられており、それを超えた金額は高額介護サービス費として払い戻されます）。民間では、介護保険を使わないショートステイを受け入れている有料老人ホームなどもありますが、全額自費になるので負担は大きくなります。

経済的負担を軽減するために、障害者総合支援法に基づくサービスや援助を利用している人もいます。この制度を活用すると、入浴・排泄・食事の介護や外出の際の移動支援などのサービスを受けることができるほか、「自立支援医療（精神通院医療）」の受給手続きをすれば、精神科通院医療費が原則１割負担で済むようになります。また自治体によっては、精神科に限らずすべての医療費の支払額に上限を設けて、それ以上払った場合に払い戻しを受けられる、老人医療費助成制度や重度障害者医療費助成制度を設けているところもあります。

民間施設はお金がかかるので、自分の体調が悪いときも利用しなかったもっと安い公的な施設をつくってほしい

介護費用の重い負担

語り 189

私は何年も不整脈があってね。そのせいで具合が悪くなることもありますけど、そんなときも（認知症の）妻のことは自分でみたね。

ショートステイもすごいお金がかかるんですよねぇ。1日1万円以上かかるんですよ。デイサービスも何だかんだ、かかるけど。いやぁ、在宅介護の最後のほうは、ショートステイに結構払ったもんね。やっぱり経済的に大変ですね。介護保険使っただけではダメだ。

今、○○〔住んでいる地域〕でも民間施設はどんどんできてきているけど、あの人たちはあの人たちで経営していかないかんからね。（民間施設に）入居したら、だいたい月に15万から20万ぐらいですから、そんなん払っていけない。よっぽどお金持ちじゃないと。普通の年金生活だと大変ですよね。だから、そういう施設ができるけども、もっと市っていうか、公的な安い施設をどんどんつくらんと、ねぇ。お金ない人は、老後は大変ですよ。

介護者37（プロフィール：p.609）

Text»

夫が精神障害者の障害者手帳をもらったが自分にはアルツハイマーが精神病とは思えない

障害認定

語り 190

主人が障害者手帳[★1]をもらったんですが、これをもっていることでどういう支援を受けられるか、という説明が、本当にないですよね。次女が自閉症の子どもの仕事をしていて、「自閉症の子どもだって公的な支援が受けられるんだから、きっと（お父さんが受けられる支援が）あるはずだよ」って言うので、一緒に市役所に行って、どんなサポートが受けられるか調べてもらったんです。

職員の方もよく知らないんですよね。向こうも色々と調べて、こういう支援が受けられるんだ、って気がついた。手帳をくれるときに向こうから、「こういうのが受けられますよ」って、もうちょっと親切な申し出があっていいんじゃないかな、って思います。まあ、田舎だからかもしれないですけれど、「もっと早く気がついてたら、もっと早くこんな支援も受けられたのにね」っていうの、ありましたね。

もらったのは精神障害者の手帳[★2]なんですけど、私はアルツハイマーは精神病だとは思えないし、思っていません。それは専門の先生方も同意してくださるんですけど……。まあ、別に名前がどうこうこだわるわけでなく、実質ヘルプをいただければありがたいとは思ってはいるんですけど、やっぱり本人にしてみれば、そこんところはちゃんと区分けしてほしいことじゃないかな、って気がします。

介護者08（プロフィール：p.600）

Movie »

「一人暮しだから障害認定を受けて支援を受けるしかない」と社協の人に言われ仕方なく認定を受けた

障害認定

語り 191

障害者の認定は受けてますわ。何でかわからへんのですけどね。社協の人とかがね、こうしてああして、って全部段取りしてくれるんですよ。ものすごい面倒みてくれる。僕、あんな面倒みてもろうたの、生まれてはじめてです。もう、自動的にヘルパーさんは付けるし、ほんで、その障害の認定も自分らで先生と相談して段取りするし、もう、僕の意見関係なしに全部進んでいったいう感じです。こんな言い方、おかしいですけどね。

障害の認定までは、僕はほんま受けたくはなかったんですけどね。その時点でね、僕、（自分が）障害者なんていう頭なかったですから。（社協の人とかから）「障害認定の申請しますから」言われたときは、もう（書類が）できあがってましたからね。

——認定を受けることに対する説明とかは、あったんですか？

要はね、ひとりでいてて、これから生活が基本的によくなることはないやろうと。ほんならまあ、支援する形をもうまわりでつくるしかないからということで、こういう形で申請して、こういう形にしていきましょか、いうような感じですわ。……その「障害」いう言葉が嫌ですやんか。そやけど、みんな一生懸命やってくれるから、もう断ることもできへんし。

本人06（プロフィール：p.611）

Text»

精神障害2級はメリットが少ない若年性認知症も身体障害の認定を出してほしい

障害認定

語り 192

若年性認知症ですと、生活は大変ですよね。認知症ってなったとき、治らない病気ってわかってるんだから、早く身体障害の認定を出してほしいな、って思います。でも、身体障害は寝たきりにならないと認定が出ないんですよ。精神障害だと、（1級でも）医療費はただにならないじゃないですか。★3 身体障害はなるじゃないですか。精神障害も1級とれれば、NHKの受診料が半額になったりとか、車の税金がかからなくなったりとかありますけども、そういう意味では身体障害（認定）があったほうが、（若年性認知症の）皆さんはいいのかな、って。

（認定）とりたくない気持ちもあると思うんですよ。だけども、生活していくには、どっちを選択するかっていったら、そっち〔身体障害〕かなと、私自身は考えます。皆さんはどうかわかりませんけどね。

精神障害はすぐとれるんですけど、2級までだと何のメリットもないって言ったらおかしいんですけど、ほとんどないんですね。でも、身体障害って、いろんな意味で、使えるものが多いじゃないですか。だって、認知症は治らない病気。だったら身体障害の認定を早く出して、家族が安定できるようにしてほしいなって、思うんですね。

介護者12（プロフィール：p.602）

Movie »

［注釈］

★1 障害者手帳は、身体障害者手帳、療育手帳（知的障害者用）、精神障害者保健福祉手帳など、障害を有する人に対して発行される手帳の総称。各種障害者手帳を所持し、提示することにより、所得税・住民税などの減免や、公的機関等での料金の優遇などを受けることができる。民間施設でも、独自にサービスを受けられるものもある。

認知症者が障害者総合支援法に基づく障害者を対象としたサービス（地域生活支援事業、自立支援給付など）を利用するには、市町村の窓口に自立支援医療利用を申請して、障害支援区分の認定を受け、精神障害者保健福祉手帳を取得することが基本的には必要となる。

★2 認知症は、精神障害として、精神障害者保健福祉手帳の交付対象となっている。

★3 医療費の助成や受けられる各種サービスは、各地方自治体によってかなり格差がある。精神障害者保健福祉手帳2級でも、医療費の自己負担が無料になる自治体もある。

7

施設入所を決める

認知症と診断された方の多くは家で介護を受けていますが、施設への入所を考える家族介護者は少なくありません。

ここでは、施設入所に関する家族の語りを紹介します。

○施設入所を決めた理由

ほとんどの人が、認知症の家族をできる限り家でみたいと思いつつも、在宅介護の限界を感じ、施設入所を決めるようです。徘徊や夜間の頻繁なトイレ介助、本人の安全を確保するために24時間片時も目を離せないこと、介護者自身の健康問題などが、施設入所を決めた理由としてあげられています。

義母の介護で疲れきり夫とも喧嘩が絶えず限界だった特養ができたのを機に義母を入所させた

入所を決めた理由

語り

193

認知症の義母は、デイサービスに行ってる間はいいんですけど、(デイサービスから)帰ってきて私たちがいると、例えば自分がほしい物があると、すぐ「買ってきて」とか言う。だから、仕事から帰ってきても、義母が中心の生活みたいになってきますよね。でも、私は仕事も行かなきゃいけないし、(在宅介護の)最後のほうは、ちょっと疲れてきたような感じがありましたね。今思うと、施設に入るまでの最後の1か月ぐらいが、かなりきつかったような気がするんです。

それとトイレとかも、便がトイレの横にしてあったりする。床は、たぶん尿をするときに(座る位置が)ちょっとずれたりなんかしてるんでベタベタ。そうすると、やっぱり夫婦の中でも喧嘩が起こるんですよ。不満ばっかり私が言うと、主人はそういうの聞きたくないですよね。で、喧嘩が始まるようなこともありました。それで、ひと月ぐらいでもう限界かなって。

そんでたまたま、○さん(知り合い)が新しく特養を増やされたっていうので、まあデイサービスも同じ系列のところに行ってるので、ちょっと声をかけてもらったんです。「どうする?」みたいな感じで(主人と)話し合って、「入れてもらおうか」っていうことになったんです。

介護者24(プロフィール:p.605)

Text»

医師に妻の施設入所を勧められたきょうだいにも同じように言われ、つらくて決めるまで非常に悩んだ

入所を決めた理由

語り 194

診察に行くたびに先生が、「あんたの気持ちはわかるけども、男の人は奥さんのために頑張りすぎちゃって、倒れる人をいくらでも見とる」と言うんです。「一生懸命やっとるのはわかるけども、あんたがつぶれたら、誰もみる人はいないんだから、まあ、割りきってこっちに任せなさい」と。

それで、踏んぎりがついたんですよ。兄弟とか姉に「こういう状態だから」と相談したら、「施設に入れるんだったら、もっと早く入れないかなんだや。あんた、自分がつぶれたら、しょうがない」って言われた。つらかったですね。

——しばらく悩まれましたでしょうね。最終的にその決断をくだした理由は？

自分が「もうこれが限度だなぁ」と思いました。いやあ、このままだったら、自分が倒れちゃうなと。自分でそう気づくようになったから、よっぽど（体調が）悪かったんでしょうね。やっぱり食欲がなくなってくるし、自分の身体でないみたいな感じでしたね。兄弟もこの近所に住んでいて、しょっちゅう言われたんですよ。「お前、そんな頑張ってもどうしようもないだで、もう割りきって、そういうところ（施設）があったら、入れないかん」って。でも自分は「もう、ちょっと頑張ってみる」って言ってね。やっぱり、ちょっと頑張りすぎたっていうかね。

介護者37（プロフィール：p.609）

Text»

妹が仕事をしながら介護するのは限界だった父を施設に入れたがそれが父の死期を早めたのかもしれない

入所させた後の思い

語り 195

私の両親は、家に誰かがいて、デイサービスに送り出してあげれば、在宅でよかったと思うんですけど、（同居の）妹が仕事していたので、もうとにかく妹も限界で、（両親には）施設に入ってもらわなきゃやってけない、っていう状況だったんですね。姉と私と妹で、３人で協力してみてたんですけど、もうほんとに限界でしたね。

でも、施設に入れたのが、父親の（病気の）進行を早めて、結果的に亡くなる原因にもなってしまったかな、って思うんです。だから、そういう意味で、両親に対しては、もうちょっとそばにいてみてあげれるとよかったなぁ、っていう思いがすごくあるんですね。だから、うちの義理のお父さんに対しては、「父親にやってあげれなかったことをやってあげよう」っていう気持ちなんです。うちのおじいさん〔義父〕、ほんとに幸せじゃないかな、って思うんですね。朝、身支度して、デイサービスに送り出して、「お帰り」って出迎えてあげられるので。そういうことを両親にやってあげたかったな、って、すごく思ってるんです。

介護者06（プロフィール：p.600）

Movie »

妻を有料老人ホームに預けたがひとりで晩酌していたらノイローゼ気味になり退所させることにした

入所させた後の思い

語り 196

今の家を取り壊し、新しい家をお盆が来るまでに完成させることになって、妻を村内にある有料の施設に預けたの。夏の暑いときに、家を壊す、家を造る、そのほか色々と心配で、私も晩酌なしでいらんなくなって。

そんなことでやっているうちにね、やっぱり男っていうのはダメなんだね。ひとりでテレビ観て、新聞見て、晩酌飲むとちょっとは陽気になるけど、寝ていてもすぐに目が覚めて、夜眠らんない。眠りが浅いというのかね。すると次の日、ボケーッとしてるわけ。ほんで、身体がふらふらする。たまには安定剤とか、そういうもの飲んだりしていますがね。男っていうのはひとりになって、今までいた連れ合いがいなくなると弱いなと。

で、私がノイローゼ気味になって、妻を施設から退所させたの、「家で俺が面倒をみる」って言って。子どもたちは「あそこ出ると、今度入りたくても入らんないよ」とか、色々と心配してくれるけど、「村内の施設だから、所長とも話ができるんだし、いいデイサービスの施設もあるし」と、デイサービスへお願いする話もして、子どもをうまく納得させました。

介護者22（プロフィール：p.605）

Movie ≫

MEMO

認知症の人が利用できる主な施設

認知症の人が長期に利用できる主な施設には、次のものがあります。

①特別養護老人ホーム（特養）・グループホーム
寝たきり状態など、介護を必要とする重度の要介護者が長期入所できる施設。
②介護老人保健施設（老健）
短期入所施設。在宅を目指した介護やリハビリを行う。
③有料老人ホーム・養護老人ホーム・軽費老人ホーム（A型・B型・ケアハウス〔C型〕）・サービス付き高齢者向け住宅（サ高住）
住居として利用する。在宅介護サービスを受けられるものもある。
④精神科の認知症専門病棟〈医療施設〉
精神症状や行動障害が著しい場合の治療を目的とする。
⑤医療保険型もしくは介護保険型療養病床〈医療施設〉
長期の治療が必要な人に介護も提供される。

①②と③の一部は介護保険が適用され、④⑤は医療保険が適用される（⑤の中には介護保険が適用される施設もあるが、二〇一八年三月に廃止予定）。

○施設選び

施設選びは、認知症本人を連れて見学する、体験入所を利用するといった方法で実際に見て決める人がほとんどです。なかなか空きがないため、複数の施設に申し込む場合も少なくありません。

また、入所しても、そこが本人に合わなかったり、介護状況に不満を感じたり、方針や経済面など家族介護者の希望や条件に合わなかったりして、別の施設を探して移る人もいます。

逆に、本人の帰宅願望が強かったり、夜間に手がかかるなどの理由から、別の施設に移るように言われるケースもあります。

○入所時の本人の様子

本人がはじめは施設入所を受け入れていなくても、入所時には意外にも覚悟し、落ち着いて受け止めていることもあります。しかし中には、「なぜここにいるのか」と言う人や、入所後に帰宅願望が言動に表れる人もいます。

グループホームは生活の延長線上で暮らせそうだったが老健は病院的で母は嫌がった

施設選び

語り
197

施設は母がゆったり過ごせるところ、監視されすぎでもなく、できるだけさっぱりしていることを気にして探しました。母よりも、自分が見た感じで居心地よさそうなところですね。ぬいぐるみとか折り紙で飾ってある老人幼稚園みたいなところや、圧迫感があるのは嫌だなって。あと、管理する人の印象がよくないところも。隣町の老健施設は、ちょっと病院的だったんですね、見た感じが。母も「もう帰ろう、帰ろう」「ここは嫌だ」って言って、それでやめました。

近くにできた老人施設は、温泉はあるし、働いている人も若くて感じいいんだけど、気持ちが明るくならないんですよ、建物の中にいて。お年寄りのためにって、火鉢とか昔の物をあっちこっちディスプレイしているんだけど、雑然とした感じがした。ただでさえ（気持ちに）まとまりがつかないのに、もっと気持ちが雑然としちゃうんじゃないかって。

ここならいいって思ったグループホームは、すっきりしていて、何も置いていない広間があって、床が軟らかかったんですよね。個室もさっぱりしていて。運営している方も女性だったし、今までの生活の延長線上で暮らせますっていうことと、できることはやってもらう、外へ遊びに行ったりお食事に行ったりとかもやります、庭にちょっとした畑もつくっています、っていうことでした。

介護者11 （プロフィール：p.601）

Movie »

父が入所している施設は職員が少なく夜に転ばないように部屋に鍵をかけたいと言われ、退所を決めた

施設を変わる

語り

198

父が有料老人ホームに入所してほどなく、「精神科で薬をもらうの、考えてみてもらえますか」とか、「朝だけでいいんですけども、1日のうち数時間、数分は、部屋に鍵をかけさせてもらいたいんですが」って感じで言われたんです。その施設は入っている人が60人いたんですけども、夜は職員が３人だけで、「（職員）ひとりで（入所者）20人みるんだから、ひとりの人ばっかりには対応できませんから」って言われました。

父は自分で歩けなかったんですね。車いすでした。「鍵をかけさせてもらう」っていうのは、父は少しは立てるんで、たぶんひとりで外に出て倒れたりなんかすると危ないから、っていうことだと思うんですけど。

そういうことが続いたんで。それに、結構お金も……（笑）。最初は1か月で27万円ぐらいかかったんです。最低22万円から、だいたい25万円。これがずっと続くとなるとちょっと難しいんで、「じゃあ、こちらで違うとこ、みつけますから」って、退所してきたんです。

介護者20（プロフィール：p.604）

Voice »

施設に入る日、母に一緒に暮らせないことを説明し、写真を撮った
写真の母は決死の覚悟の顔をしていた

入所時の本人の様子

語り 199

（施設を何か所も見て回って）ダメな施設を1つずつ消して、最後に残ったところに母をいきなり連れていったの。「今日行くよ」って言って。

「施設に入ろうね」って説明はいつもしていたんです。「このままだとお母さんもまたけがするかもしれないし、私も（会いに）しょっちゅう行くから」って。もう（私の言っていることが）わかるとか、わかんないとか関係なく、ちゃんと言ったんです。「本当はそういうふうにしたくないんだけど、これ以上ふたりだけでやっていくのは無理だと思うから」って言ったんですよ。「ごめんね」って。

その朝、写真を撮ったんだけど、後から見返したら、母はすごい決死の覚悟の顔してますもんね。いきなり施設に連れていったけど、やっぱり真っすぐ行けなかったんですよ。だから、車の中だったけど一緒に果物食べて、「じゃあ、行くよ」っていうことで、ちょっと一拍おいてね。

行って中に入ったら、向こうから（施設の方）も出てきてくれて。そしたら、（母が）いきなり自分から「よろしくお願いします」って挨拶して、すんなりいきました。「ああ、ちゃんとわかってるんだな」って思いましたね。

介護者11（プロフィール：p.601）

Movie≫

母は施設入所を嫌がり私を「鬼娘」と罵《ののし》ったが「また帰ってこられるから」と言ったら納得してくれた

入所時の本人の様子

語り 200

母はアルツハイマーと言われてから理性がなくなったのか、いろんなことを言うんですね。で、私を鬼娘だと〔笑〕。「私を捨てる気か」とまで言われたんですけど、最終的には私が「お父さんの病気もあるから、お母さん、向こう〔ホーム〕でちょっとだけ休んでて」って言ったら、「じゃあ、うちに帰ってこられるのね」って言うから、「うん、当然帰ってこられるから」って答えると、「わかった。お父さんをみてあげて」って、結構明るく言ってくれて。

不思議なんですけど、母はホームでケアを受けるようになったら、（家の）外に出たのがよかったっていうことなのか、社会性（が喚起された）っていうことなのか、うちでギャーギャー、ギャーギャー言っていたのがいっさいなくなって、すごく穏やかになったんです。（ホームでは）「部屋から出たくない」って言っていたんで、あんまり人とはかかわりたくなかったみたいですけど、でも介護士の方とおしゃべりしたり、人生相談を聞いてあげたり〔笑〕、家では全然見せない様子をホームで見せるようになって、「あれ？」と思った。とても元気になって、普通に落ち着いちゃったの。

それを見たら、私のお世話が悪かったかなって。でも、父の大変なことがいっぱいあるので、もう母はホームでお願いしようと思いましたね。

介護者34 （プロフィール：p.608）

Movie »

読み解く

何か困ったら相談できる人

市岡ゆき子（足立区社会福祉協議会・社会福祉士、介護支援専門員）

本書の「語り」の中には、本人に寄り添った、家族としての声かけや接し方の工夫がたくさんあります。私が認知症本人や家族の相談を受けたとき、専門医の受診やサービス・制度の利用を提案してしまいがちですが、認知症の方の介護は、家族の支援はもちろん、近隣の方や家族会の支援などが大切なのだと、改めて感じました。

一方、介護や医療、障害者制度、経済支援制度など公的な制度の多くは申請主義で、窓口も縦割りになっており、いくつかの手続きをする際に、役所の窓口を何か所も回らなければなりません。必要な人に情報が届いていないことも課題です。

例えば、介護保険サービスを利用する場合、行政の窓口へ申請し、医療機関を受診して、介護認定を受け、ケアマネジャーやサービスを選択し、それぞれに契約の手続きをすることが必要になります。障がい者向けのサービスを利用する場合も、障害区分の認定を受け、契約をする必要があります。制度の改正もたびたび行われており、本人や家族が複雑な制度を理解して手続きを進めることは、とても大変です。情報があっても、介護にかかりきりで、情報を集めて、選択する余裕がなかったり、どこに相談したらいいかわからない、といった声もよく聞かれます。

様々なサービスや制度について、本人や家族の状況や希望に合わせて、情報を提供してくれる「何か困ったら相談できる人」がいたら、心強いのではないでしょうか。

私が相談を受ける際、身体のことはもちろん、家族の状況や経済的なこともお聞きすることがあります。「はじめて会った人に、そんなことまで話さなければならないのか」と言われることもあります。介護を考えることは、本人や家族の生活を考えることです。私は、なぜそういった情報が必要なのか、なるべくていねいに説明するようにしています。また、本人がサービスの利用を拒んだり、家族がすぐに施設や介護サービスの利用に踏みきれない場合もあります。支援には、本人や家族との信頼関係を築くことがとても大切です。

認知症に関する相談については、公的な相談窓口である地域包括支援センターやケアマネジャーが主な入り口になります。医療や介護保険サービス、自治体独自のサービス、その他の社会資源を把握し、本人や家族の希望を踏まえ、「マネジメント」するのがケアマネジャーです。ケアマネジャーとの信頼関係が築けているか、その人は「何か困ったら相談できる人」か、ということが、介護生活に大きな影響を及ぼします。

本人や家族が希望しても、制度上、利用が困難であったり、資源がなかったりすることもあります。ただ、そういった場合でも、なぜそうなのかということをきちんと説明し、代替案を提示し、別の相談機関を紹介できるのが、よいケアマネジャーではないかと思います。

私はよく職場の同僚と、「利用者は支援者を選べないからね」と話します。不安を抱えた本人や家族にとって、私が「はじめての相談者」になることがあります。私が新米でもベテランでも、また、その日の身体の調子がよくても悪くても、本人や家族にとっては、その場面では私が「唯一の相談窓口」です。私がよい支援者かそうでないかによって、介護生活が変わってしまう、といっても過言でないと思っています。

サービスは契約ですから、ケアマネジャーやサービス事業所を変更することはできます。ただ、現状では、本人や家族が「変えたい」と声をあげるのは負担が大きく、高齢者であればなおさらそうです。本人に合った制度やサービスの提案をし、一緒に考えてくれる「何か困ったら相談できる人」こそ、重要な「社会資源」です。

本書の「語り」の中には、社会資源であるはずの支援者の言葉で本人や家族が戸惑ったり、落胆したりしている状況があります。「支援者は選べない」――今後も心に留め置いて、仕事をしていきたいと思います。

第2部

認知症本人と家族介護者の語りを医療・介護に生かすために

1 「認知症本人と家族支援のためのWebサイト」プロジェクト

竹内登美子（富山大学大学院医学薬学研究部教授）

認知症の現状

人は、困難なときに何を考え、どうしようとするのでしょうか。認知症の人は、何によって混乱し、不安になるのでしょうか。認知症の人と家族介護者は、何を拠り所にして安心し、もっている力を発揮できるのでしょうか。

「前はできたのに、今は混乱してしまう」「頭がはっきりしているときと、そうでないときがあって、情けない」「自分は何度も同じことを聞いていないか？ 迷惑をかけているのでないか？」「会話のテンポが早くてついていけない」「時間の感覚がない、1時間がどんな長さかわからない」「居場所がない、役割がない」――このような認知症の人の声を聞いたことはありませんか。もしあなたが家族介護者なら、このような声を聞いたことがあるか、あるいはこのような声は聞いていないけれども、思い当たる出来事があったことに気がつくのではないでしょうか。あるいは、認知症の人は何もわからない人、何も考えることのできない人だと、思い込んでしまっていませんか。

本プロジェクトを開始した2009年（平成21年）の時点では、わが国全体における認知症患者は170万人と推計されていて、2025年には倍増する見込みとのことでした。[☆1] しかし、実際には2012年に早くも約462万人となり、2025年には約700万人に増加すると推定値の修正がなされています。[☆2] 今後も、平均寿命の延びとともに、認知症の人は増えていくことでしょう。

研究開始時も現在においても、認知症の人やその家族が抱える不安や悩み、そして介護者の負担が増大し続けていかないように、「認知症本人とその家族に対する支援」は、非常に緊急度の高い重要なことだと考えます。気分転換のために、あるいは居場所を求めてひとり歩き（「徘徊」といわれてきましたが、表現を変える動きが高まってきています）した結果、方向がわからなくなってしまって保護された認知症の人、他者の協力を得ることができないまま介護離職して、経済的困窮に陥ったり、社会的孤立を深めたりしている家族介護者、あるいは、限界に達するまで頑張って、介護うつになってしまった家族介護者――いまやこれらは特別なことではなくなっているのです。

「認知症本人と家族支援のためのWebサイト」プロジェクトの趣旨

このような中、表情や声の調子等の情報が加わった認知症本人や家族介護者からの語りを提供することによって、同じような状況にある人々や、保健医療福祉の専門家、あるいは高齢社会の新しい文化を創造しようとする人たちなど、様々な立場の人々に多くのヒントを提供することができると、筆者は考えています。故に、本プロジェクトの趣旨として、次の４つを掲げています。

①認知症の人とその家族が、病いをもちながら生活することによって抱くであろう孤独感、トラウマ、不安、混乱等が緩和するよう、自宅にいながらのピアサポートを提供する。

②人々の認知症に対する偏見が改善し、「認知症とともに暮らす生活者」としての理解を深めてもらう。

③保健医療福祉の従事者に認知症の人とその家族の生活実態を知ってもらい、認知症ケアに関する改善につなげる。
④語りをデータベース化することによって、学術研究や保健医療福祉の教育に役立てる。

○認知症の人とその家族が、病いをもちながら生活することによって抱くであろう孤独感、トラウマ、不安、混乱等が緩和するよう、自宅にいながらのピアサポートを提供する

認識・理解・判断という認知機能が徐々に低下することによって日常生活に不都合を生じる認知症の人は、他疾患に比べて、医学的情報だけでなく、他者の体験から得られる情報がいっそう有効だと思われます。特に、その体験情報が文字だけでなく、映像や音声によってリアルに伝えられたなら、言葉に伴うその時々の表情やしぐさ、声の調子等によって、聞き手の思い・意欲といった感情面が揺り動かされ、共感が深まることでしょう。

筆者らのWebサイト公開後、自宅で過ごされている認知症の人に、以下の内容（インタビュー本人04）を含むいくつかの映像を見ていただいたところ、「うん、うん」とうなずきながら「（状況は）わからないけど……、（気持ちは）わかる」と、時々涙ぐむ姿がありました。自分だけではないという思いや、泣いたり微笑んだりして心を解放し、新たなエネルギーを得るなどのピアサポート効果を在宅で得ることができる、という意義は大きいと考えます。

急に自分自身が自分でないような感じ。で、何だろうっていうことがよく分からなかった。そうすると、だんだん、だんだん自分自身が分からなくて、で、わたしは誰なのだ、っていうようなことを考えました。それと、妻がですね、あのー、心配して、「どうしたの。どうなったの」って。だから、わたしがあの、説明しようと思ってもですね、説明ができないわけですよ。「自分がどうなっているか、よく分からない」って言っても、妻も分からないわけですよね。非常に、こ、心細いですね。〔一部省略〕

アルツハイマー型認知症本人04

認知症の人は、自分の状況を家族や友人に伝えることすら難しく、心細さをつのらせたり、迷惑をかけたくないと思ったりしています。また、自分を失っていく感覚という大きな不安を抱えています。このような語りを家族や一般の人々が聴くことによって、「説明しようと思っても説明ができない」のは病気の症状の1つであり、認知症本人が最も混乱しているのだということを理解することができるでしょう。「聞いても何も話してくれない」「○○（得意なこと）はできるのだから、わからないはずがない」などといった誤解を解き、本人の心細さに寄り添うケアにつなげていきたいものです。

また、家族介護者の次のような語りに、共感したり学びを得たりする方は多いのではないでしょうか。

大人の練習帳とか、ドリルを買ってきたりとか。あの、朝、毎日わたしが出勤の前に、お母さん、6時ぐらいに起きてもらって、散歩に行ったりとか。あとは、わたしが帰ってきてから、夜に、こう、ちょっと体を動かすようなことを、スタジオみたいにしてストレッチやったり、リズム体操やったりとか、機能を落とさないようにするようなことをしたりとか。母親は母親で、ま、自分もちょっと、あの、自覚があったので、編み物。編み物すごい得意なので、「手先を動かすといいのよね」っていう感じでやったりとか。結構、あの、子どもに宿題をやらせるのと同じような形で「今日、やったの」って。帰ってきたら、「ここ、やったの」っていうような形でやらせてしまっていましたね。

《中略》

すごい激しいけんかをして、母親が自分で死にたいと。飛び降りたいと。例えば2階から身を投げようとしたりとか、包丁を持ち出したりとか、結構そういうときがあって……。できないこととかを、母親も嫌だし、こう、老いていく自分を、老いてったりとか、認知症を認めたりとかいう自分をやっぱり許せない。だから、長くは生きていたくない。美しいままで死にたいとか、っていう思いが、すごく強い時期があって。あの、「死にたい」って言われるのは――「やめて」って何回もわたしは言うんですけど、でも、時々口にしてしまう――その原因は、やっぱりわたしの指摘だったりとか、注意だったりとかする部分が割と多いような気がするので、その辺からですかね。やっぱり……いつまでも元気でいてほしいし、まあ、元気な状態で長生きしてほしいし。で、母親はわたしは大好きだし、うん。まあ、そういうところから徐々に……進歩したんだか何だか分かんないですけど、自分で変わろう、自分がこう、変わらないと。もうほんとにその時は、自分がつぶれそうだったですね。そうふうにしてしまう、あの、母親を見てるのもつらかったし、自分だけで抱えらんない。で、もうほんとに姉に泣きながら電話したり、こうだったみたいな感じで言ったりとかして、自分の、こう、心を平常化させるっていうんですかね。うん。だから、相手を批判とか、自分の価値観に合わせようって思うのが強すぎることで、自分をつぶしている、母親もつぶしている、っていうことに気がついたっていうか。［一部省略］

介護者09＝娘

大好きな母親像が変わっていく悲しさを抱えながら、懸命に介護している姿が伝わります。戸惑いや怒りを感じながらも、おそらくともに過ごせる喜びが根底にあって、そこから自己を見つめ直して「自分が変わる」という気づきにつながったのでしょう。同じような状況にある家族介護者に対応のヒントを与えてくれる語りです。介護者が変われば、認知症の人も変わるだろうこと、そのためには、介護の限界に達するまでひとりで頑張りすぎないこと、という示唆も得ることができます。

根治療法のない認知症の人を支えるには、家族の力だけでは負担があまりにも大きく、専門家や地域住民の力が必要なのです。

◎人々の認知症に対する偏見が改善し、「認知症とともに暮らす生活者」としての理解を深めてもらう

人々の認知症に対する偏見には、次のようなものがあります。

偏見①：「アルツハイマーになると人格がなくなる？ 何もわからなくなる？」

この偏見を考え直すヒントとして、以下の語りについて考えてみましょう。

アルツハイマーっていうのは大変だ、なことだと思うんですけど、でも、この一人ひとりの人格があって、で、その中でわたしたちが生き、こう生きて、生きているっていうことを、絶えずわたしが自分に、言い聞かせていると思うんですね。だから、それを皆さんに……分かっていただけれ、ほか、ま、いろんな人が分かってくだされば、あのー、アルツハイマーの人にとっても、あのー、わたしと同じように分かっていただくことができるんじゃないかな、というふうに思いますね。アルツハイマーっていうのはもう、あの、もうほんとに死、死と同じだというふうに思っている人が多いわけですね、まだ。まだまだ。で、そのことを……少しでも早く、あのー、これはアルツハイマーでもちゃんと、生きていくことができるんだっていうことを、わたしが、少なくともわたしが、あの、声、声を出していきたい、というふうに思うんですよね。で、本当に皆さん、なんていうか、あのーこういう病気は本当にどうしようもない、何もできない、そういうことが、多くの人がそういうことで、その病気を考えていると思うんですよね。だから、それに対して、わたしは少しでも、少しでも皆さんに「そうでないんだよ」いうことを、あの……言えることができれば、一番いいのではないかなというふうに思います。［一部省略］

アルツハイマー型認知症本人05

偏見②：「認知症になると性格まで変わる？ 怒りっぽくなる？」

この偏見を考え直すヒントとして、以下の語りについて考えてみましょう。

味がほとんど分からなくなって、料理をするときに、あのー、味見をしても分からないので……とても苦労しました。で、匂いが分からないと、あのー、料理も困るんですね。……どうしょうって思いながら毎日……やっていたんですね。いや、でも、家族には言わなかったんですね、それは。ある日、夫が、お味噌汁を一口飲んで、「何かこれおいしくないいな」って言ったんですね。「おいしくないいな」って。……で、何か、そんとき、あのー、わたし、めったにというか、ほとんど怒らないいんですけれども、……あのー、で、怒鳴るということも、もう、夫に対してはまずないいんですけれども、……何かそのときは、……「じゃ、自分で作ってよ」って怒鳴ったんですよね。ていうのは、やっぱり、もう、……そこまで、自分の不安とか、……もう自分は駄目じゃないかとか、いうものが、もう……たまりにたまっていて、それがその夫の一言で、……何かくずれてしまったみたいな……感じで。でも、夫はそんな……分かりませんから、……何だみたいに、何かすごい、びっくりしてとまどっていましたけれども。そんなことがありまして。

ネットで、わたし、認知症とかよく調べているんですけれども、あのー、若年性認知症って書いてあったんで読んでいったら、若年性認知症になると性格まで変わりますと、怒りっぽくなりますって書いてあって。その家族の証言として、あのー、「この、この味が薄い」って言ったとたんに「じゃ、あなたが作ってよ」って怒鳴られたって書いてあったんですね。全く同じだと思って、で、ああ、そういうふうにとられるんですね。だから、こちら側からすれば、もう、ほんとに、あのー、もう、不安と悲しみと……つらさを、もう、もう、いっぱいにためて、精一杯やっていて、それがぽろってこぼれたことが、あのー、人から見たら、あ、若年性認知症って性格まで変わるんだって、そういう見方をされるんだなっていうように思いました。〔一部省略〕

レビー小体型認知症本人11

インターネット上や書籍等では、認知症の症状として「性格の変化」や「人格の喪失」がみられるということが書かれているものを時々みかけることがあります。では、「性格の変化」や「人格の喪失」とは、どのようなことを指しているのでしょうか。それらは不可逆的な脳神経の変性から生じているのでしょうか。それとも、環境や対人関係の状況から生じているのでしょうか。「一人ひとりの人格があって、その中で私たちが生きているということを、絶えず私が自分に言い聞かせている」と語るアルツハイマー型認知症本人の言葉が、それらの表現の見直しを迫っているように思えます。

多くの人は、認知症だと告げられたときに、書籍やインターネットでその病気について調べることでしょう。そこに、徘徊、暴力、幻視、妄想、家族の顔がわからなくなる、失禁、寝たきり、性格変化、人格喪失（人格荒廃）、といった情報が並んでいたとしたら、早期診断によって早期絶望を感じてしまうのは当然といえるでしょう。また、人々が認知症に対して偏見をもってしまうことも、容易に納得できます。これらを防ぐために、例えば、症状の出現には個人差があることを明記しておいたり、「家族の顔がわかりにくくなる（その時々で変動がある）」といった表現のほうが適切だと思うのです。これらのことは、筆者が認知症の人の語りを聴いたり、行動を観察したりした結果から導き出した事実です。

では再度、「性格の変化」や「人格の喪失」とは、どのようなことを指しているのでしょうか。人格とは、独立した個人としての、その人の人間性のことです。その人固有の、人間としてのあり方ですから、最期のときまで喪失するものではないと考えます。とすれば、これらの表現は、「認知症の進行に伴って、以前のようないきいきしたところが少なくなり、身のまわりのことや他人との会話が困難になったりして、豊かな感情を表わせなくなる」

ということを指しているのではないでしょうか。あるいは、不安によって感情の起伏が激しくなったり、行動意欲が減退したりしている認知症本人の姿を見て、他者は人格が変わったように感じるのかもしれません。

偏見をもたれないような適切な表現に変えていくために、本Webサイトのような認知症本人の語りはとても貴重だと、筆者は考えています。そのような語りを聴いて、救われる人も多いことでしょう。

私事で恐縮ですが、アルツハイマー型認知症の母を約11年間にわたって在宅で介護し、自宅で看取った筆者の体験からしても、「人格の喪失」という表現には違和感があります。非常に重度の認知機能低下[★1]となった93歳の母は、数か月前からほとんど眼を閉じたままでしたが、その時々の家族の働きかけや声かけに対しては、それを理解していると思われるわずかな表情や短い発声などで、意思疎通のための発信を続けていました。何よりも驚いたのは、亡くなる前夜の出来事です。母は眼を大きく開き、今までに見たこともない眼力で家族をじっと、じーっと見つめたのです。それから数時間後に亡くなったのですが、身動きできなくなった身体のうち、唯一自分で動かすことのできた眼で、最期のお別れをしてくれたと思っています。重度のアルツハイマー型認知症者であっても、思いや感情を伝えたいという脳の働きがあったのではないか、最期まで人格は喪失しないのだと実感した時でした。

高齢発症で進行が遅い老年認知症では、何年も経過して亡くなった後でも、脳の側頭葉の内側部分（海馬領域）以外には、それほどたくさんの神経原線維変化は認められないという病理解剖所見がよく認められており、脳神経変性の程度は剖検（死亡後の解剖）しないとわからないそうです。どんな病いの人であっても、人は最期のその時まで、人格を有する人として存在するということを、多くの認知症の語りの中から発見できるように、本Webサイトを充実していきたいと考えています。

◘保健医療福祉の従事者に認知症の人とその家族の生活実態を知ってもらい、認知症ケアに関する改善につなげる

認知症医療と介護の現状を改善するためには、今まで保健医療福祉の従事者が把握困難であった認知症の人とその家族の生活実態を、認知症本人の語りによってリアルに知ってもらわなければなりません。先行研究では、コミュニケーションによる混乱・不安の軽減、運動・栄養・睡眠等の介入によって、認知症の行動・心理症状（BPSD：behavioral and psychological symptoms of dementia）が抑制されたり、軽度な認知障害の人の認知機能が改善されたりするという可能性を示唆する多くの報告[☆3]があります。しかし、このような研究成果の実践への活用はまだ始まったばかりで、認知症が専門ではない医師や看護職、介護職者等の認知症ケアに対する理解は、地域間格差や施設間格差が大きいと思われます。また、初期には「もの忘れ」を生じることが少なく、幻視や妄想、自律神経症状、パーキンソン症状など多様な症状が出現するレビー小体型認知症においては誤診が多く[☆4]、認知症の人と家族は不適切な治療とケアに翻弄される体験を重ねているという現実があります。

上記のことから、インターネットを用いた情報提供によって、アルツハイマー型認知症の人だけではなく、レビー小体型認知症、脳血管性認知症、前頭側頭型認知症といった様々な認知症の人の理解を深めることができると考えました。文字情報だけでなく、動画や音声を交えたマルチメディア情報の効果に期待を寄せるという考えは、1994年からコンピュータアシストによる知識・技術の提供を看護者らに実施してきた筆者らの研究成果[☆5]に裏打ちされたものです。

2014年、筆者は全国の看護管理者の方々を対象とした講演会[☆6]「認知症本人と家族介護者の語りから学ぶ」を実施し、終了後に無記名のアンケート調査を行いました。その

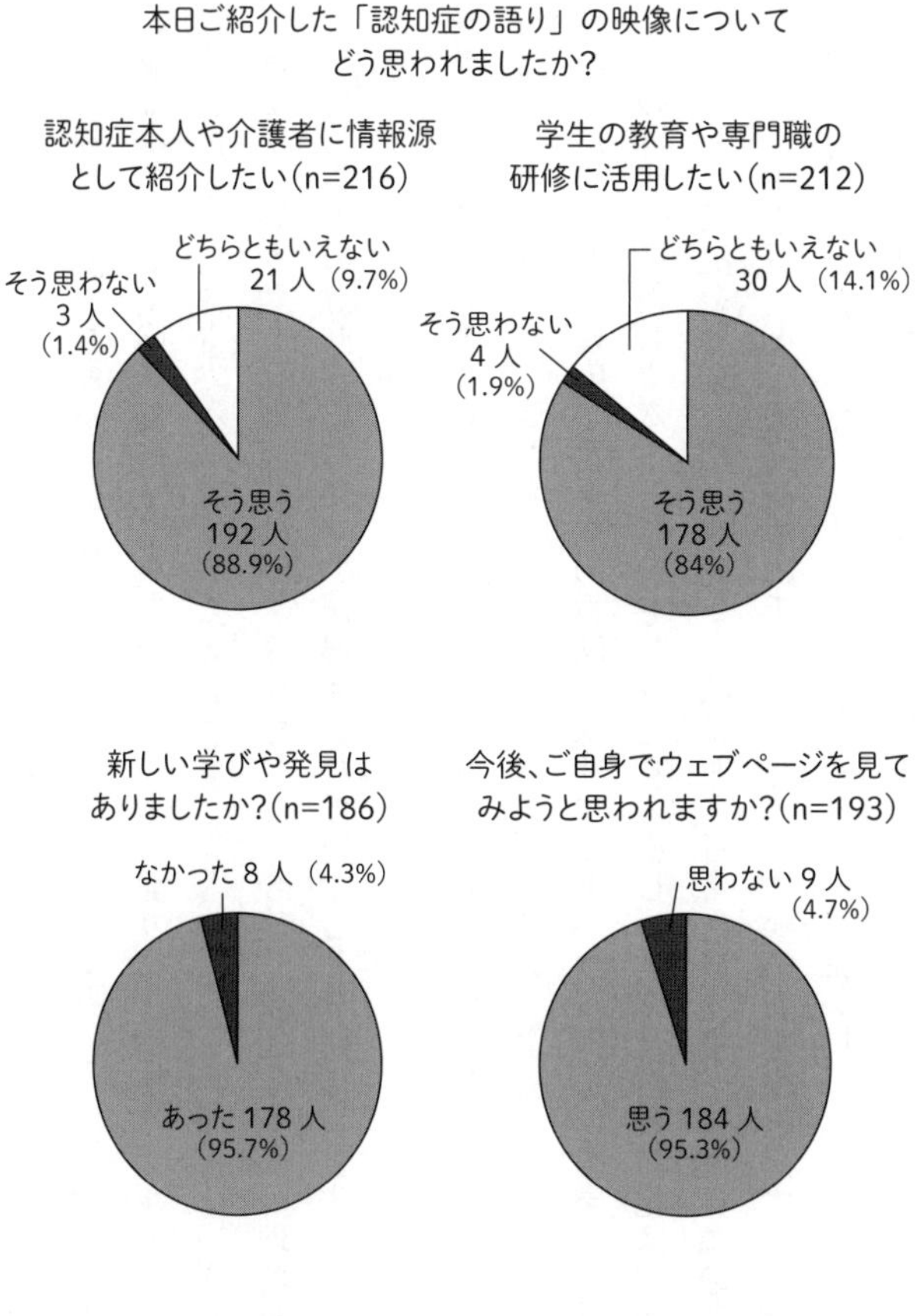

図1 「認知症本人と家族介護者の語りから学ぶ」講演会後の
アンケート調査結果

結果を図１に示します。本Ｗｅｂサイトを紹介した内容に対して、「新しい学びや発見があった」との回答が95・７％を占めたことにより、「医療従事者の方々が今まで把握困難であった認知症の人とその家族の生活実態を、当事者の語りによってリアルに知ってもらう」という趣旨にそった結果を得ることができたと考えています。また、「今後、Ｗｅｂページを見てみようと思う」という回答は95・３％でした。今後、認知症本人の理解が深まることによって、本人の意向に応じたケアが展開されていくことを期待します。

○語りをデータベース化することによって、学術研究や保健医療福祉の教育に役立てる

筆者らは、語りをデータベース化することによって、例えば、認知症の人とその家族に対する理解を深め、対象に応じたケアの方法を探究するという、新しい医学・看護学教育プログラムの可能性を検討すること等ができると考えました。体験の共有化は、個々の対象者を取り巻く諸状況を勘案した、病名・病状説明、日常生活支援、社会資源の活用支援、認知症とともに生きることへの支援等の手法の開発に必要な情報を生み出すことでしょう。さらに、効果的な患者‐医療者間のコミュニケーションを可能とし、認知症本人や家族介護者の希望や状況に合った質の高い医療ケアの提供に貢献できると考えています。

「認知症の語り」データベース構築にかかわった人々

（敬称略・50音順）

アドバイザリー委員会

赤井信太郎……長浜赤十字病院看護部
井口高志……奈良女子大学生活環境学部
市岡ゆき子……足立区社会福祉協議会
北村世都……日本大学文理学部
串田美代志……特別養護老人ホーム大江苑
高田知二……岐阜県立多治見病院精神科
野寺香織……レビー小体型認知症介護家族おしゃべり会
干場　功……若年認知症家族会・彩星の会
保住　功……岐阜薬科大学薬物治療学
堀内ふき……佐久大学看護学部
松本一生……松本診療所ものわすれクリニック

調査スタッフ

射場典子……NPO法人ディペックス・ジャパン
岡本恵里……三重県立看護大学看護学部
後藤惠子……東京理科大学薬学部
佐藤（佐久間）りか……NPO法人ディペックス・ジャパン
竹内登美子……富山大学大学院医学薬学研究部
長江美代子……日本福祉大学看護学部

〔引用文献〕

☆1 厚生労働省：「認知症の医療と生活の質を高める緊急プロジェクト」報告書、2008
http://www.mhlw.go.jp/houdou/2008/07/dl/h0710-1a.pdf
☆2 厚生労働省：認知症施策推進総合戦略（新オレンジプラン）──認知症高齢者等にやさしい地域づくりに向けて──（概要）、2015
http://www.mhlw.go.jp/file/06-Seisakujouhou-12300000-Roukenkyoku/nop1-2_3.pdf
☆3 犬塚 伸、天野直二：精神症状・行動障害治療ガイドライン、老年精神医学雑誌、16（増刊）：75-91、2005
☆4 小阪憲司：第二の認知症──増えるレビー小体型認知症の今、紀伊国屋書店、2012
☆5 竹内登美子ほか：臨床看護実践力を高めるWeb教材の選定と看護学教育支援システムの構築に関する研究、岐阜大学医学部紀要、55（1）：17-25、2008
☆6 竹内登美子：認知症本人と家族介護者の語りから学ぶ、平成26年度 看護管理者研修会、全国自治体病院協議会、193-203、2014

〔注釈〕

★1 アルツハイマー病の進行ステージで、「重度」とは、ⓐ最大限約6語に限定された言語機能の低下、ⓑ理解し得る語彙は「はい」など、ただ1つの単語となる、ⓒ歩行能力の喪失、ⓓ着座能力の喪失、ⓔ笑う能力の喪失（この時期では刺激に対して眼球をゆっくり動かすことは可能である）、ⓕ頭部固定不能、最終的には意識消失（混迷・昏睡）、を示す。［神崎恒一：アルツハイマー病の臨床診断、日本老年医学会誌、49（4）：419-424、2012］

2 医療とナラティブ

中村千賀子（社会福祉法人新生会理事）

ここでは、「認知症本人から何を学ぶか」「語りの背後にあるもの」「語りそのものから学ぶ意義」を考えるために、医療、そこに関わる人間、そしてナラティブの意味を整理したいと思います。

医療とは

ヒポクラテスの提唱した医療は、人の身体に自然に備わっている回復力、自然治癒力に依存するものでした。そのため、患者を取り巻くすべての観察が重視されました。自然に信頼をおく医師と、病人との対話が基本となります。しかし徐々に、医師たちの合理的な思考、自らの活動の省察などにより、医療の基本として「自然科学」が据えられるようになります。18世紀末、人体をシステムと見立てたラボワジェの実験や有機体の調整理論などをきっかけに、医療が変化します。医師は、それまでのように一人ひとりの病人とその病いの原因である自然の間を取り持つのではなく、病気一般についての知識を駆使する社会的役割をもつ者になったのです。[☆1] その後は、病原菌、抗生物質、殺菌法、外科手術などの発展から、知識をもつ医師による病気の退治活動が華々しくなります。

一方、産業化、情報化によって、社会も人々の生活も変わり、病気も変化してきました。高度な医療技術によって身体としての生命は保たれるものの、代わりに半健康状態のまま、心理社会面、あるいは人間としての将来の生き方に不安を抱えながら、かなりの時間を生き続けなければならない人々が多くなってきたのです。これをアイゼンバーグは「医師は疾病（disease）を治し、患者は病気（illness）に苦しみ続ける」と表現し、病気に対する医師と患者のとらえ方の違いを指摘しました。[☆2] 医療は、このように病気に苦しむ人と、それを援助したいと願う人との「人間関係」において成立するものなのです。

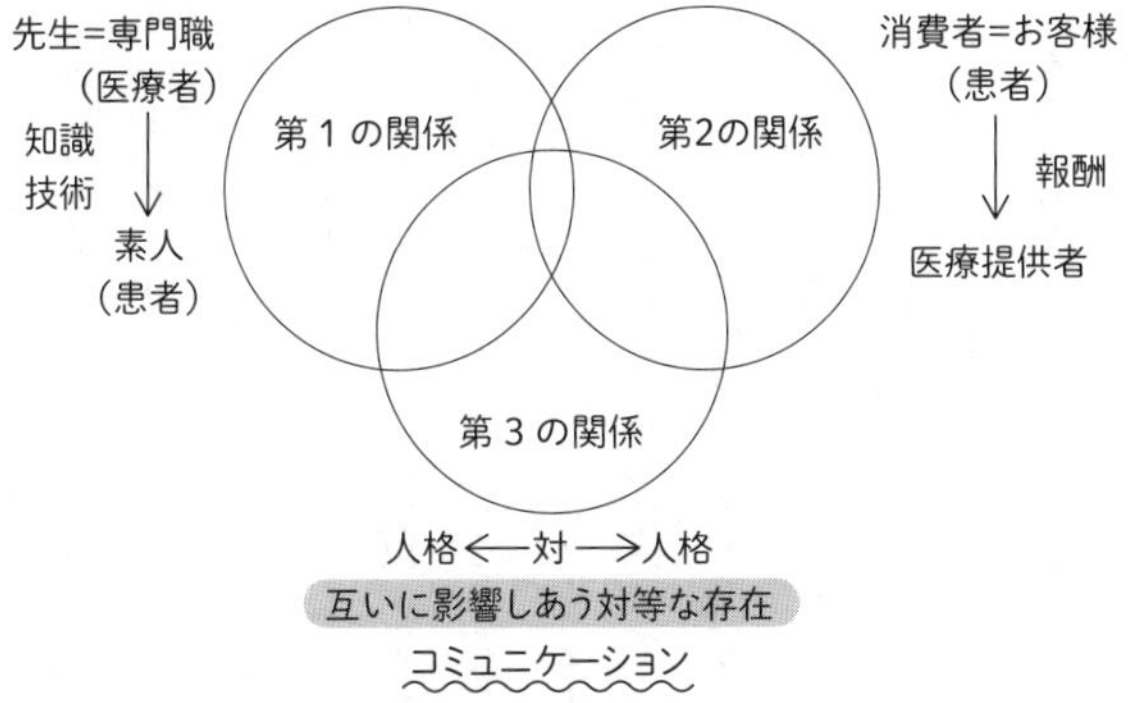

図1　医療の現場における人間関係

医療の現場における人間関係

医療の現場での人間関係には、3つあると考えます（図1）。

第1の関係は、医学・医療の専門家、つまり、知識と技術をもっているために「先生」と尊敬を込めて呼ばれる医療者（プロフェッショナル）と、その領域では素人である病人、つまり、診断後は患者と呼ばれるようになる人との関係です。

第2の関係は、医療から受けた有形無形のサービスの対価を、消費者として医療機関に支払う「お客様」と、その受け手、いわゆる商取引の関係です。

ここまでの関係では、医療者と患者双方とも、その役割を果たさなければならず、「先生」「お客様」を意識した上下関係になりやすいといえます。ただ、それだけでは、名前をもつ一人の人間と一人の人間という関係は見えてきません。実際は、「○○先生」「△△さん」という、医療者と病人ではあるけれど、そこには互いに名前をもつ一人の人間どうしとしての出会い（encounter）があるのです。これが第3の人間関係で、役割はあっても、一人の人間として互いにかけがえのない、人格をもつ対等な人間どうしとしてかかわります。

先の2つの関係では役割が重視されましたが、ここでの関係は、対等な人間として互いに顔を合わせることで、それぞれの心の中に様々な思い、感情が流れてくる関係です。二人はそれぞれの人生の主人公として生きてきて、今ここに座っています。二人とも自分の人生の主人公として生き抜いていかなければならないことを知っている、対等な人間どうしです。医療では、第1の関係のように知識・技術だけでも、第2の関係でよくいわれる算術だけでもない、「医は仁術である」といわれる関係が欠かせません。二人という意味の「仁」が展開される関係が、この第3の人間関係です。問診に代わって注目されてきたメディカルインタビュー[☆3]の3つの働き（①疾病についての情報収集、②患者の感情への配慮、③健康教育）の2つ目の働きに通じます。

そうとなると気になるのが、医療者が人をどのように見ているか、どのようなモデルを立てて理解しようとしているか、という医療者のもつ人間観です。

人間について

古今東西、多くの哲学者、神学者、思想家は「人間とは何か」を問い続け、心理学からもいくつかの見かたが提供されてきました。「人間は、社会から受けた過去の外的刺激や、ホルモンなど内的刺激に、無意識（深層）で反応する存在である」とする精神分析学的人間観や、人間の外的行動だけを対象とし、与える刺激をアメとムチとして使って、思うままの人間をつくりあげられるとする行動主義的心理学者たちの「人間は外的刺激に反応する存在である」という人間観です。この2つに共通するキーワードは、「過去」「刺激に反応する存在」「治療」があります。この人間観は異常行動の「治療」にも応用されました。しかしそれだけでは、言葉を使い、将来を考え、人生に意味をみつけるという人間の大切な特徴が見えてきませんでした。

そこに第3の心理学といわれる人間学的実存的心理学が、「人間とは、人格（person）をもつ独自の存在で、常に成長し続ける存在（生成過程にある存在［a being in the process of becoming」である」という第3の人間観を示しました。☆4 そのキーワードは「人格」「意味」「成長」です。治療モデルから成長モデルへの進化です。問題をその個人から引き離し、一般化、客観化する治療モデルではなく、個人を全人的にとらえ、問題はその人の中にあるとして、その成長を期待するモデルです。

どの人間観も科学的に検証しつくせるものではありません。ただ、一人ひとりが人間とはこうありたいと「信じて」、人に向かっていくマイルストーンになるものです。どの人間観を選ぶかは個人の自由です。しかし、自分がどのような人間観をもつ人にケアされたいかを考えたとき、おのずから選ぶ人間観が決まってくるのではないでしょうか。

人格とは

さて、これまでに述べた「人格」という概念は、いくつかの特徴をもっています。①私はほかの誰でもない、また、ほかの誰にもなれない、自立し、独立している存在である、②理性をもっている、③自分自身に気づくことができる、④自分のことは自分で選ぶことができる、⑤自分が選んだ行動の結果については責任をとることを知っている、などです。

自己発見、自己受容を経て、自己責任、そして自己実現に至るという考え方の基本に人格の概念があります。蛇足ですが、インフォームドコンセントもこの人格という考え方を基本としています。

さらに、何より重要な特徴は、⑥人格の成長（人間としての成熟）は、私と他の人格とが互いにかかわり合う中でのみ起こる、とされる点です。人格をもつ人間は、他の人との「人格的相互関係」を結べないと成長できない、とされます。言い換えれば、人格の存在を信じる他者によって、「人間」として成長していくということです。

ここでの成長とは、自分自身に気づく過程を進むことです。自分の問題を発見し、受け入れ、解決に向けて選択・決断し、自己実現をする、その繰り返しを指します。自分がなりたい自分になっていく。将来、社会の中でほかの人と適切な関係をもちながら、自分らしく生きていく。それに向かう過程が成長です。他の人格と互いに適切にかかわることで、自分に気づき、受け入れ、選択し、新しい生き方を実践するのです。

その人格的相互関係を実現するのがコミュニケーションです。現代社会では、私たちはともすると、情報を求めて人に向かうことも少なくありません。こうした一方的な情報収集ではなく、互いに関心をもち、理解しあい、互いの思いを共有できる「対話」としてのコミュニケーションが大切なのです。

ブーバーはその著書『我と汝・対話』[☆5]で、ほかの人に向かって、自分とは異なる存在と知った上で、同じ人間としての「私とあなた」というふうにかかわるか、あるいは自分の興味関心のあるその人の一側面、情報だけを知るために「私とモノ」という対象としてかかわるか、という違いを説いています。本稿でいうところのコミュニケーションとは、「我と汝」を実現するためのものです。この人間どうしのかかわり、それこそがナラティブの原点となります。

ナラティブとは

ナレーション（narration）という言葉は、英語の know, normal, note, can などの仲間で、インド・ヨーロッパ祖語から生まれ、「わかる、知る、知らせる、知られている」などの意味をもちます。narrate（知らせるために話す）の同意語は、声に出して言う recite、打ち明ける unfold、反対語は conceal, hide など、隠すという意味の言葉があります。となると、ナラティブとは、自分が考え、感じ、身のまわりに起こったことなどへの思いを言葉にして、声にして、ほかの人に伝えていくこと、といえるでしょう。同時に、ナラティブは物語（story）や事実（evidence）と同じというわけでもないのです。

医療現場でも、自然科学的因果関係（事実）を重視するあまり、人間の複雑さを排除してしまう危険を避けるため、人間の病気に対する意味づけに配慮するようになりました。精神科医で医療人類学者のクラインマンの疾病モデル（explanatory model）[☆6]も、その1つの工夫です。これは、医療者とは異なる病気のとらえ方、病気をめぐる心理・社会的出来事を病人がどのように受け取っているかに注目するものでした。

ただ、それについても医療者は、「この患者は、そんなに心理的な不安を感じているのか。社会的な心配を抱えることを恐れているのか」と他人事のように、また、身体的情報と同じように、患者の心理社会的側面の情報を得ることを目的としがちでした。そのときの医療者と患者の関係は、「我と汝」ではなく「我とソレ（モノ）」で、医療者は科学者として対象者を見ている、つまり、人間ではなく、病気を対象としているにすぎません。患者の苦しみを目のあたりにして、同情などで心が動くことはあっても、その苦しみを「あたかもその人であるかのように、ていねいに味わってみる」という共感的なかかわり方[☆7]はとれなかったのでしょう。患者にとって意味のあるナラティブは、「あなただから話せる」と確信できる人間どうしの対話から生まれるものです。

語ることと人間の成長

人間は、生きるためには食べなければなりません。化学エネルギーの同化と異化による成長です。しかし、人間が生きるためには、そのほかに情報エネルギーの出し入れも必要です。話すことで安心したり、聞くことで心配になったり、これまでの否定的な見かたを肯定的なものにしたり、自分について新しい見かたができるようになる、などです。劇作家のブレヒト[☆8]は、こうした点について、これまで気づかなかったことを客観的・批判的にみられるようになることを異化効果と呼び、理論を提唱したほどです。動物学者のポルトマン[☆9]も、受胎から10か月で産み落とされた直後の「ヒト」は単なる動物でしかなく、その後の1年間、家族とのコミュニケーションにさらされてはじめて脳が発達し、1歳の誕生日を迎えた頃にやっと「人間」になれる、と主張しました。このように、他者とのコミュニケーションを通してのエネルギーのやりとりが、人格をもつ人間に気づきと成長をもたらすのでしょう。

人の成長は、実は病気や障害というつらい出来事からも始まります。病いをきっかけとして、病者は新しい世界での生き方を始めざるをえません。そんなときに、医療者が病者の語りを聞いて「あげる」のではなく、正確な診断や新しい治療に「役立つから聞く」というのでもなく、六車[☆10]がいうように、出会った大切な1人として、その人に乞い願って語りを聞かせていただく。その姿勢が伝わることで、語り手は自分に気づき、問題を受け入れ、新しい世界での成長の歩みを一歩進められる。ただただ、聞かせてもらうのです。

語る相手は？

「認知症と診断された人が語れるのか」と思われるかもしれません。普通、コミュニケーションには言葉は欠かせませんが、ふたりの間を行き来するメッセージは、紙に書ける言葉だけではありません。メッセージは言葉（verbal）のほかに、音声（vocal）と表情などのボディーランゲージ（visual）からなっています。例えば、慇懃無礼な人のえらくていねいな言葉ながらも冷たい視線、抑揚のない言い回しなどにみられるように、この3つの成分から伝わる内容がちぐはぐな場合、聞き手は最も情報量の大きいボディーランゲージや、声の調子を頼りに、話し手が本当に伝えたいことをキャッチしようとしています。言葉よりもボディーランゲージなのです。

ジネストが認知症のケア技術として提唱するユマニチュード[☆11]では、徹底して相手を人としてとらえてかかわる姿勢を基礎とします。相手のほんのちょっとした表情などを理解しようとする、相手を人としてとらえての積極的な関心、確かで細やかな観察力です。たとえ言葉がなくとも、ロジャーズ[☆7]の説く「積極的な関心」をその人に向け、表情やしぐさからわかった意味を、ていねいに相手に言葉で確かめつつ、相手の感情もじっくり味わう「共感」的なあり方（a way of being）をとるならば、相手が伝えたいことは徐々にではあっても、必ず理解できるというのです。内山[☆12]が「いのちは、人と人のあいだにある」というように、人間は他の人間との関係の中ではじめて人間として生きられるのです。

本当に
話をきいてくれると
そのうれしさに
目のまわりがあつくなる

でもその人に
はずかしいから
ぐっとこらえると
ひざが
ガクガクしてきて
体がふっと浮きそうだ

矢沢 宰『光る砂漠：矢沢宰詩集』より（結核のため21歳で夭逝した青年の詩集☆13）

人が何かを語るとき、語りたいことがあり、聞いてほしい、わかってほしい人がいるのです。「あなたに聞いてもらいたい」のです。ナラティブは聞いてくれる相手によって、話す内容も、声も、しぐさも、話す順序も、とらえ方さえ変われば事実も変わります。単に事実を伝えるのではなく、「私はあなたに聞いてもらいたい、あなたに話したい」ということなのです。ナラティブとは、単に筋の大切なstoryではなく、客観的なevidenceでもないのです。

話し手は自分の話したいことをきれいに整理しきっているとは限りません。あなたの聞き手としての力を借りながら、声に出して自分を語り、それを自分で聞き返しながら、そして相手からもていねいに言葉で確かめ直してもらいながら、「話す」ことでつらさを「放し」、自分の問題に気づき、整理し、受け入れ、新しい世界、成長の道を進み始めるのです。

人が語りから学ぶもの

Q 認知症当事者から何を学ぶのでしょうか？

A 人との出会いの意味です。

Q 語りの背後にあるものは何でしょうか？

A 主人公として人生を生きる「その人」です。

Q 語りそのものから学ぶ意義は何でしょうか？

A 互いの成長が得られるのです。

認知症であろうとなかろうと、縁あってかかわる方々から、医療者は何を学ぶのでしょうか。診断やケアに必要な情報でしょうか？　それも大切です。でも、治らない病気、完全には治せない病気のままこれから生きなければならない方々とかかわるとしたら、何をしたらよいのでしょうか？　疾病だけに関心を寄せるのですか？　目の前の病気を治すための大切な情報収集を主とするかかわりは、doing-oriented relation と名づけてよいでしょう。

同時に、あなたはその病者のこれからの新しい人生をつくりあげる決意と実践を、少しでも進めるためのお手伝いをしたいのではないでしょうか？　その方の様々な力がどんなに衰えているようでも、きっと力を発揮できると信じてかかわるあなたは、第3の人間観を選択されたのでしょう。思うような変化はなかなか見えないかもしれません。けれども、自分がどのような人間観をもつケアギバーに支えられたいか、思い出してください。勇気を出して、その人の新しい人生をつくるお手伝いをしませんか。「その人」に焦点をあてた being-oriented relation と呼べる、そんなかかわりの中でこそ、その人が本当に伝えたいことが伝わる、その人がおのずと立ち現れるナラティブが生まれます。それは、新しい人生の出発をお手伝いできるナラティブです。そして喜ばしいことに、その結果、ケアをする人もされる人も、互いに成長することができると信じてよいのですから。

〔引用文献〕

☆1 クレール・アンブロセリ（中川米造訳）：医の倫理、白水社、１９９３
☆2 Eisenberg, L.: Disease and illness. Distinctions between professional and popular ideas of sickness. Culture, Medicine and Psychiatry. １（１）：9-23、１９７７
☆3 Cole, S.A., Bird, J.（飯島克巳、佐々木將人訳）：メディカルインタビュー：三つの機能モデルによるアプローチ、メディカル・サイエンス・インターナショナル、２００３
☆4 ラルフ・L・モーシァーほか編（小林純一訳）：現代カウンセリング論、岩崎学術出版、１９６６
☆5 マルティン・ブーバー（植田重雄訳）：我と汝・対話、岩波書店、１９７９
☆6 Kleinman, A.: Patients and Healers in the Context of Culture: An Exploration of the Borderland Between Anthropology, Medicine, and Psychiatry, University of California Press, １９８０
☆7 Rogers, C.R.: Counseling and Psychotherapy; Newer Concepts in Practice, Houghton Mifflin Company, １９４２
☆8 岩淵達治：ブレヒト、清水書院、１９８０
☆9 アドルフ・ポルトマン（高木正孝訳）：人間はどこまで動物か――新しい人間像のために、岩波書店、１９６１
☆10 六車由実：驚きの介護民俗学、医学書院、２０１２
☆11 本田美和子ほか：ユマニチュード入門、医学書院、２０１４
☆12 内山 節：いのちの場所、岩波書店、２０１５
☆13 矢沢 宰：光る砂漠：矢沢宰詩集、童心社、１９６９

3
「健康と病いの語り データベース」について

佐藤（佐久間）りか（認定NPO法人 健康と病いの語り ディペックス・ジャパン事務局長）

本書の元になった「認知症本人と家族介護者の語り」は、「健康と病いの語りデータベース」（http://www.dipex-j.org/）というウェブサイトに収録されています。認知症のほかに、前立腺がん、乳がん、大腸がん検診の体験者約180名の男女の体験談（映像、音声、テキスト）を見聞きすることができます。2016年秋には「臨床試験・治験の語り」のページも公開される予定です。

以下では、このデータベースがつくられた背景とその方法論、そしてその運営を担う認定NPO法人 健康と病いの語りディペックス・ジャパンについてご紹介します。

「健康と病いの語りデータベース」とは

病気の診断を受けたとき、自分と同じ立場になった人が、どのように診断を受け止め、病気と向き合っていったのか、知りたいと思いませんか？　そうしたニーズに応えるためにつくられたのが「健康と病いの語りデータベース」（図1）です。英国オックスフォード大学で開発されたDIPEx（Database of Individual Patient Experiences）をモデルに、社会科学の領域で用いられてきた質的研究法に則り、1つの病気や医療体験について35～50人にインタビューを行って、体験談を蓄積しています。

このウェブサイトには、以下のような特徴があります。

①患者さんの生の語りをインタビュー映像や音声を通じて紹介していること。

②専門医や患者会スタッフなどからなるアドバイザリー委員会が内容に目を通し、医学的な間違いがないか、患者さんや家族に不安や誤解を与えないかなどの観点から事前にチェックして、情報の質を担保していること。

③1つの疾患につき、年齢や居住地、病期、治療の種類などが異なる35～50人にインタビューして、体験の多様性を確保し、サイトにアクセスした人が、自分と近い立場の人

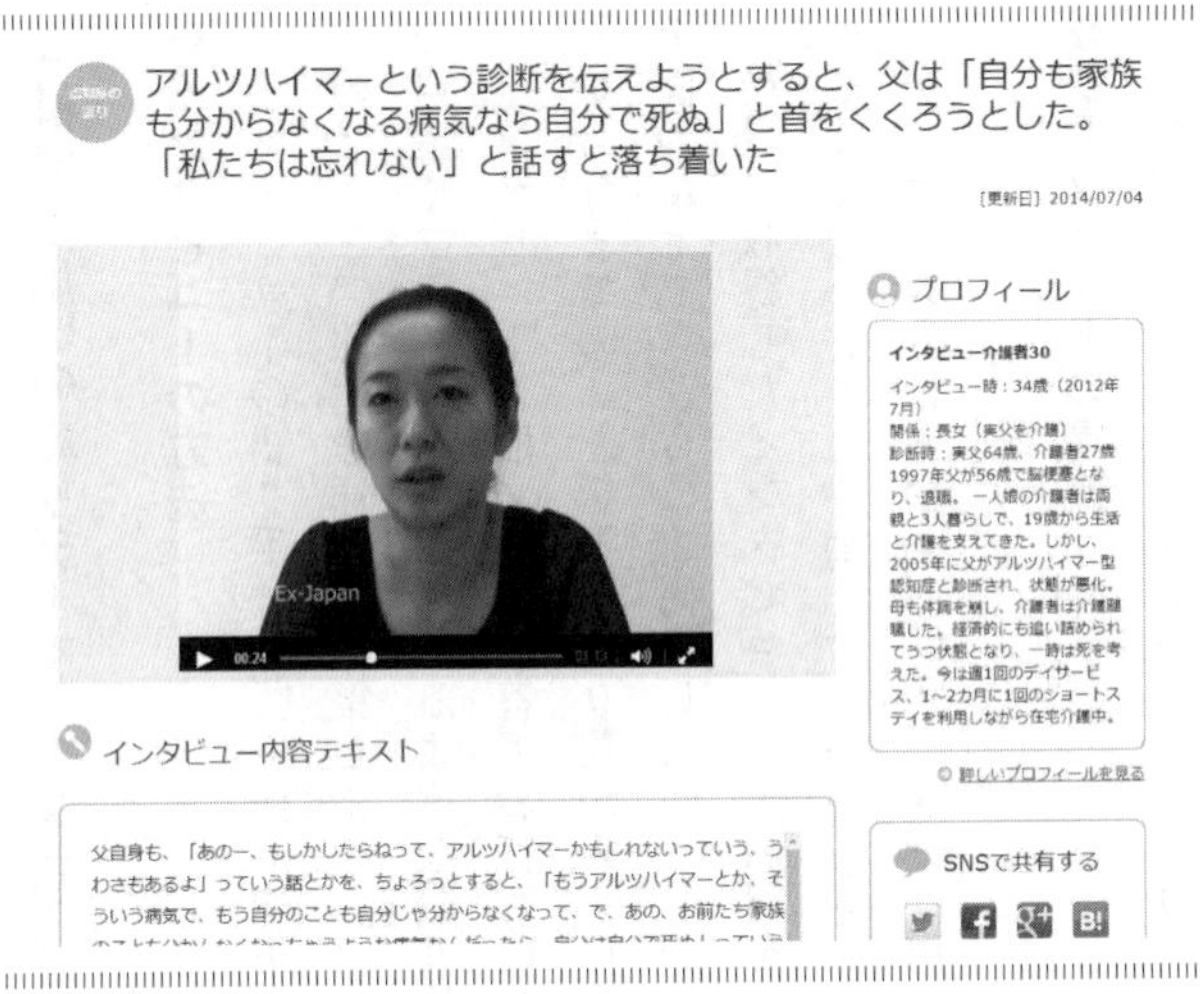
アルツハイマーという診断を伝えようとすると、父は「自分も家族も分からなくなる病気なら自分で死ぬ」と首をくくろうとした。「私たちは忘れない」と話すと落ち着いた
［更新日］2014/07/04
Ex-Japan
00:24
プロフィール
インタビュー介護者30
インタビュー時：34歳（2012年7月）
関係：長女（実父を介護）
診断時：実父64歳、介護者27歳
1997年父が56歳で脳梗塞となり、退職。一人娘の介護者は両親と3人暮らしで、19歳から生活と介護を支えてきた。しかし、2005年に父がアルツハイマー型認知症と診断され、状態が悪化。母も体調を崩し、介護者は介護離職した。経済的にも追い詰められてうつ状態となり、一時は死を考えた。今は週1回のデイサービス、1～2カ月に1回のショートステイを利用しながら在宅介護中。
詳しいプロフィールを見る
インタビュー内容テキスト
父自身も、「あのー、もしかしたらねって、アルツハイマーかもしれないっていう、うわさもあるよ」っていう話とかを、ちょろっとすると、「もうアルツハイマーとか、そういう病気で、もう自分のことも自分じゃ分からなくなって、で、あの、お前たち家族
SNSで共有する

図1　「健康と病いの語りデータベース」ウェブサイト

をみつけられるように工夫していること。

患者さんや家族に病気と向き合うための情報と心の支えを提供することが、「健康と病いの語りデータベース」の主たる目的ですが、患者さんを支える医療者や医療系学生、医療政策の立案や医療行政に携わる人たちにも、「当事者にしか語れない言葉」を通して、病いや障害とともに生きることの本質に触れてもらうことで、患者主体の医療やケアの確立を目指したいと考えています。

「健康と病いの語りデータベース」のつくられ方

○インタビューの方法

インタビューの語り手は、医療機関や患者会、SNSやウェブサイト、新聞・テレビなどのメディア報道を通じて募集します。インタビューの場所は医療機関を避け、その方のご自宅やプライバシーが保てるような公共施設の会議室等で行います。

インタビューでは、一問一答でお答えいただくのではなく、まずご本人の異変に気づいてから今までのことを振り返りながら、自由に話していただく形をとります。一通りお話を伺った上で、さらにお伺いしたいことがある場合は、補足的な質問をします。

後日、収録したインタビューの逐語録をご本人にお送りして、ご自身が話したことで公開したくないところを削っていただきます。「公開してもいい」とご本人が認めた部分だけが、データ分析とウェブサイト構築に用いられます。

○ウェブサイトの構築

インタビューを行った調査スタッフは、ご本人のチェックが終わったインタビューの逐語録を読み込んで、内容を細分化して整理し、「症状の始まり」「診断されたときの気持ち」「病気と仕事のかかわり」などのトピックとしてまとめて、ウェブサイトをつくりあげます。

先にも述べたように、公開する内容はアドバイザリー委員会が事前にチェックします。氏名や病院名などの個人情報は削除されますが、映像や音声を通じて一人ひとりの表情や感情が伝わりますので、ウェブサイトを訪れる人は、語り手を確かな存在として身近に感じることができます。

●語りのデータの二次利用

ウェブサイト上に公開されている語りは、インタビューで得られたデータの1〜3割程度にすぎません。サイト上に公開されていないデータについても、社会資源として、教育や研究に広く活用していく試みを「データシェアリング」と呼んでいます。データシェアリングの詳細については、ウェブサイトをご覧ください。

ディペックス・ジャパンとは

「健康と病いの語りディペックス・ジャパン」（通称：ディペックス・ジャパン）は、「患者の語りが医療を変える」を合言葉に、英国のDIPExをモデルとした「健康と病いの語り」のデータベースを構築し、社会資源として活用していくことを目的としてつくられた認定特定非営利活動法人（NPO法人）です。

メンバーには医師、看護師、薬剤師、臨床心理士、理学療法士といった医療関係者、さらには心理学や社会学、コミュニケーション論、言語学など様々な領域の研究者、ジャーナリストに図書館司書など、多種多様な職種の人々が参加しています。専門家ばかりでなく、インタビューに協力したことをきっかけに参加した患者体験者もいれば、自分の病気の語りのデータベースをつくろうと活動に加わった慢性疾患患者もいます。

より良い医療やケアを実現するために、科学的・学術的な方法と理論を基盤にしつつ、同時に市民の感覚と価値観を大切にしながら、病いの体験を収集・分析し、その成果を広く社会に還元することが、私たちの使命です。今はまだ限られた病気しかカバーしていませんが、将来的にはどんな病気でも、どんな患者さんにも、安心と希望と勇気を与えられるようなウェブサイトにしていきたいと考えています。

私たちの活動が、特定の治療法や商品の使用を促す目的で偏りゆがめられることがないように、ディペックス・ジャパンでは製薬会社や医療機器メーカーからの資金提供を受けていません。そうした資金に頼らずに活動を続けていくためには、大勢の志ある方々の支援が必要です。活動趣旨にご賛同いただけましたら、ぜひディペックス・ジャパンへのご入会・ご寄付を通じて、この活動を支えてください。詳細はウェブサイトの「支援する」(http://www.dipex-j.org/join/support) のページをご覧になるか、下記の連絡先までお問い合わせください。

認定ＮＰＯ法人 健康と病いの語りディペックス・ジャパン 事務局
〒１０４‐００６１ 東京都中央区銀座８‐４‐25 もりくま11ビル４階
電話：０５０‐３４５９‐２０５９ ファックス：０３‐５５６８‐６１８７
電子メール：question@dipex-j.org

支援する》

介護者のプロフィール

ⓐインタビュー時の年齢
ⓑ認知症本人との関係
ⓒ診断時の年齢
ⓓ状況
ⓔ語り掲載ページ

介護者01

ⓐ61歳（2009年2月）
ⓑ長女（実父母を介護）
ⓒ父親82歳、母親80歳。介護者が54～56歳の頃
ⓓ2002年に父親が脳血管性認知症と診断され、2年後には母親もアルツハイマー型認知症と診断された。ともにアリセプトを内服しているが、母親は父親よりも進行が急速だった。発病当時、両親は二人暮らし。長女は隣県に住んでいたが、フルタイムからパートに仕事を変え、遠距離介護を行っていた。その後、次女・三女が仕事を変えて実父母と同居することになり、2007年からは四人で暮らしている。週3回、デイサービスを利用している。
ⓔ7, 167, 397, 451, 497

介護者02

ⓐ65歳（2010年3月）
ⓑ妻（夫を介護）
ⓒ夫65歳。介護者63歳
ⓓ2008年、夫がアルツハイマー型認知症と診断され、アリセプトの内服を始める。夫婦、息子の三人暮らし。文具駄菓子店経営。2年ほど前、近所の人から夫の行動がおかしいことを知らされ、自覚のない夫を説得し、神経内科で検査を受けた。デイサービスなどの公的福祉サービスは活用していないが、家族や近隣のサポートを受けながら、自宅で介護を行っている。
ⓔ145, 185

介護者03

ⓐ50歳（2010年4月）
ⓑ妻（夫を介護）
ⓒ夫58歳。介護者48歳
ⓓ2008年、夫（本人02）が若年性アルツハイマー型認知症と診断を受けた。夫婦、息子二人の四人暮らし。フルタイムで仕事をしている介護者は、生活に様々な工夫を取り入れて、夫が日中、自宅で過ごせるようにしている。診断後、若年認知症家族会に連絡をとり、情報を得たり、精神的支援を受けてきた。夫は家族会のボランティアに参加（週1～2回）し、働く場があることを喜んでいる。
ⓔ39, 85, 109, 321, 341,431, 475

介護者04

ⓐ60歳（2010年5月）
ⓑ夫（妻を介護）
ⓒ妻50歳。介護者52歳
ⓓ2003年、妻（本人03）が若年性アルツハイマー型認知症と診断された。夫婦二人暮らし。妻の介護のため、グラフィックデザイナーの夫は仕事場を自宅へ移した。インタビュー時は、生活援助で訪問介護ヘルパー週3回、障害者総合支援法に基づく移動支援を週1回利用し、自宅で仕事をしながら介護をしていた。治験に参加し、八味地黄丸《はちみじおうがん》や個人輸入のメマンチンなど、よいといわれることは色々と試している。
ⓔ31, 329, 365, 405, 433, 503

介護者05

ⓐ51歳（2010年7月）
ⓑ妻（夫を介護）
ⓒ夫57歳。介護者47歳
ⓓ2006年、夫（本人04）が若年性アルツハイマー型認知症と診断された。夫婦二人暮らし。介護者は自宅介護をするかたわら、週の半分は家族の会の電話相談や講演活動を行っている。夫は発病後、週3回有料老人ホームで入浴介助などの介護の仕事をしている。やりがいを感じ、利用者に必要とされることを喜んでいる様子で、うれしく思っている。インタビュー時は、公的福祉サービスは利用していなかった。
ⓔ193, 349, 439, 491

ⓐインタビュー時の年齢　ⓑ認知症本人との関係　ⓒ診断時の年齢　ⓓ状況　ⓔ語り掲載ページ

介護者06
ⓐ58歳（2010年9月）
ⓑ次女、嫁（実父母と義父を介護）
ⓒ父親87歳、母親81歳、義父85歳。介護者が54～56歳の頃
ⓓ2006年に母親、2007年に父親、2009年に義父が脳血管性認知症と診断された。介護者は元・中学校教員。夫婦、義父、長男の四人暮らし。母親は診断時、父親と二人暮らしだったが、その後、三女が同居し、介護は姉妹三人で分担している。介護者は仕事を辞め、3年間遠距離介護を行っていた。父親が施設を数か所利用した後、両親ともに有料老人ホームに入所した。2年後に父親が逝去。インタビュー時は、老人ホームに入所中の母親と、デイケアを利用中の義父を介護していた。
ⓔ333, 461, 537

介護者07
ⓐ70歳（2010年9月）
ⓑ妻（夫を介護）
ⓒ夫63歳。介護者62歳
ⓓ2002年、夫が若年性アルツハイマー型認知症と診断された。夫は定年後、夢だった事業を始め、遠方で単身生活をしていたが、診断後は自宅で夫婦二人暮らしだった。近くに長男家族、他県に長女家族が在住。デイサービスを利用していたが、夜間の介護が困難となり、老人福祉施設へ入所した。長男の嫁と週2回通い介護をしたが、3年後に逝去。
ⓔ13

介護者08
ⓐ64歳（2010年9月）
ⓑ妻（夫を介護）
ⓒ夫59歳。介護者60歳
ⓓ2006年、夫（本人05）が若年性アルツハイマー型認知症と診断された。夫婦二人暮らしで、自宅で介護中。介護者は高校の家庭科の元・非常勤教師。夫は元・脳神経外科医で、病人になりきれず苦しむが、病気の公表後、近所の人が気軽に様子をたずねてくれるようになった。インタビュー時は公的福祉サービスは利用していなかった。夫婦ともにクリスチャン。
ⓔ5, 409, 437, 523

介護者09
ⓐ48歳（2010年10月）

ⓑ次女（実母を介護）
ⓒ母親80歳。介護者46歳
ⓓ2008年、母親がアルツハイマー型認知症と診断された。母親と介護者の二人暮らしで、自宅で介護中。母親は週4回デイサービスを利用している。介護者は企業の健康管理センターに勤務。診断当初、症状を悪化させたくない思いから、母親に脳トレや機能低下防止の体操等を強いてしまったが、本人の気持ちになって考えられるように変わろうとしている。嫁いだ姉がいる。
ⓔ97, 147, 391

介護者10

ⓐ56歳（2010年12月）
ⓑ長男（実母を介護）
ⓒ母親83歳。介護者54歳
ⓓ2007年、母親がアルツハイマー型認知症と診断され、アリセプトを内服中。母親は独居。介護を専門として勤務している長男が、週末に母親宅に1泊して遠距離介護をしている。主に介護を行っているのは県内に住む姉で、週5日通っている。ショートステイやデイサービスを利用しても、週1日は母親がひとりになってしまうため、将来を考えると高齢者施設へ入所させたいと思っているが、姉が反対している。母親も入所を希望しており、時間をかけて姉を説得中である。
ⓔ99, 107, 453

介護者11

ⓐ65歳（2011年3月）
ⓑ長女（実母を介護）
ⓒ母親75歳。介護者51歳
ⓓ1998年、母親がアルツハイマー型認知症と診断される。介護者はもともと母親、息子との三人暮らし（実父は死去、夫とは離婚）だったが、息子の独立を機に、自営の仕事をするために母親と離れ、遠方で一人暮らしをしていた。母親の診断後、2年間遠距離介護をしたが、身体がもたず、母親を呼び寄せて同居した。その4年後にグループホームへ入所させたが、一時退所させて同居していた。インタビュー時は、母親は介護老人保健施設を利用していた。
ⓔ9, 155, 255, 543, 547

ⓐインタビュー時の年齢　ⓑ認知症本人との関係　ⓒ診断時の年齢　ⓓ状況　ⓔ語り掲載ページ

介護者12

ⓐ62歳（2011年8月）
ⓑ妻（夫を介護）
ⓒ夫55歳。介護者49歳
ⓓ1998年、夫が若年性アルツハイマー型認知症と診断される。夫婦、娘二人の四人暮らしで、診断時、家族一丸となって頑張ろうと話した。夫は製薬会社に勤務していたが、休職した。1999年にアリセプトの内服を始めるが、1年後ぐらいから乱暴になり、主治医の判断で中止となった。2004年、介護者が体調を崩したため、夫を介護施設に入居させ、毎日見舞いに通った。次第に夫がけいれんを起こすようになり、誤嚥性肺炎で入退院を繰り返し、2010年に逝去。
ⓔ189, 345, 415, 417, 513, 527

介護者13

ⓐ67歳（2011年9月）
ⓑ夫（妻を介護）
ⓒ妻62歳。介護者63歳
ⓓ2007年、妻が若年性アルツハイマー型認知症と診断される。当時は夫婦、長女の三人暮らし。ほかに独立した子どもが五人いる。介護者はコンビニエンスストアを経営していたが、妻に認知症の症状が出始め、レジを任せることができなくなり、閉店した。認知症全国本人交流会への参加が、妻、介護者ともに転機となった。現在、妻はガイドヘルパーを利用中。自立支援医療を申請したため、医療費負担が減り、助かっている。
ⓔ83, 93, 139, 187, 331, 479, 493

介護者14

ⓐ60歳（2011年9月）
ⓑ夫（妻を介護）
ⓒ妻52歳。介護者51歳
ⓓ2002年、妻が若年性アルツハイマー型認知症と診断され、アリセプトを内服中。夫婦、義母の三人暮らし。働きながら自宅で介護していたが、2005年にヘルニアになり、会社と同居の義母に妻の病気を打ち明けた。その後、配置転換となり、介護に時間を割けるようになった。妻は2006年頃から週3回のデイサービス、週2回のデイケア、週1回のボランティアによる訪問口腔ケア、訪

問リハビリ、月2回の訪問看護を利用している。

ⓔ89, 157, 265, 309, 383, 395, 441, 481

介護者15

ⓐ51歳（2011年10月）
ⓑ妻、嫁（夫と義母を介護）
ⓒ義母82歳、夫54歳。介護者が46～48歳の頃
ⓓ2007年、同居の義母が認知症となり、義弟と介護を行う。2009年、大学教員の夫（本人07）が若年性アルツハイマー型認知症と判明。当時は夫婦、義母、義弟の四人暮らし。介護者は保険薬局の医療事務でフルタイムの仕事のかたわら、認知症の義母と夫を自宅で介護していた。2011年、義弟が再就職して独立し、義母はグループホームに入所して、夫婦二人暮らしとなった。夫は精神障害者保健福祉手帳2級の認定を受け、1年半の休職中。
ⓔ197, 343, 375, 401, 477

介護者16

ⓐ72歳（2011年10月）
ⓑ妻（夫を介護）
ⓒ夫75歳。介護者68歳
ⓓ2007年、夫がアルツハイマー型認知症と診断され、アリセプトを内服中。夫婦と三女夫婦の四人暮らし。ほかに娘が二人いる。介護者は元・薬剤師。夫は介護者と外科医院を開業していたが、診断を受けて休院した。自宅介護を始めて4年後に徘徊がみられるようになり、対応に苦慮して介護保険を申請した。要介護3と認定され、デイサービスを利用するようになった。
ⓔ231, 237

介護者17

ⓐ65歳（2011年10月）
ⓑ長女（実母を介護）
ⓒ母親76歳。介護者51歳
ⓓ2008年、母親がアルツハイマー型認知症と診断される。当初、母親は実家で次女と二人暮らしで、デイサービスを利用していたが、病状が進行して日中ひとりにしておけない状況になった。2011年から介護者である長女宅へ母親を呼び寄せ、夫婦、母親、息子の四人で暮らしている。介護者は自

ⓐインタビュー時の年齢　ⓑ認知症本人との関係　ⓒ診断時の年齢　ⓓ状況　ⓔ語り掲載ページ

営業。デイサービス週3回利用。

ⓔ 379, 429, 445

介護者19

ⓐ 39歳（2011年11月）

ⓑ 長女（実母を介護）

ⓒ 母親54歳。介護者29歳

ⓓ 2002年、母親が若年性アルツハイマー型認知症と診断され、アリセプトを内服中。介護者は結婚後すぐに夫の転勤で関西に転居した。1歳の子どもがいる。母親は再婚相手の義父と妹（次女）の三人暮らし。一時、母親の嫉妬妄想が悪化し、妹は限界を感じて家を出てしまう。その後、長女（介護者）一家は再び関東圏に転勤となり、月1~2回の遠距離介護ができるようになった。妹も戻ってきて、母親や義父と同居した。インタビュー時は、母親は週2日、デイサービスを利用していた。

ⓔ 87, 245, 267, 335, 449

介護者20

ⓐ 55歳（2012年1月）

ⓑ 長男（実父を介護）

ⓒ 父親88歳。介護者54歳

ⓓ 2010年、父親がアリセプトを内服していたことを知る。父親と二人暮らしだった介護者は仕事を休み、嫁いだ姉の協力を得て、自宅介護を開始したが、夜間の排泄介助の多さに限界を感じ、有料老人ホームに入所させた。父親は帰宅願望が強く、いったん退所し、精神科病院へ入院したが、拘束されてやせ衰える父親を心配し、ほかの施設を探した。グループホームに入所できたが、肺炎を起こし、4か月後に逝去。

ⓔ 545

介護者21

ⓐ 61歳（2012年2月）

ⓑ 夫（妻を介護）

ⓒ 妻60歳。介護者60歳

ⓓ 妻は、2007年に解離性障害、2011年に前頭側頭型認知症と診断される。夫婦、長女、次女、双子の孫の六人暮らし。別居の長男がいる。介護者は2009年に胃がん、2010年に白血病を患い、入退院を繰り返していた。次女は介護施設勤務。妻は要介護2で、デイサービスを週2回利用。

ⓔ 205, 381, 505

介護者22

ⓐ80歳（2012年2月）
ⓑ夫（妻を介護）
ⓒ夫75歳。介護者72歳
ⓓ2004年、妻がアルツハイマー型認知症と診断され、アリセプトを内服中。夫婦二人暮らし。息子三人は別世帯を構える。介護者は無職。妻は要介護2。発症3年後、引っ越しのため妻を有料施設へ預けたが、妻の不在で介護者がノイローゼ気味になり、息子の反対を押しきって施設を退所させた。インタビュー時は、デイサービスを週2回利用しながら、自宅で介護していた。
ⓔ463, 539

介護者23

ⓐ58歳（2012年5月）
ⓑ三女（実母を介護）
ⓒ母親86歳。介護者53歳
ⓓ2008年、母親がアルツハイマー型認知症と診断され、アリセプトを内服中。母親は長男夫婦と三人暮らし。介護者は、通いで日曜日の介護を担当している。主な介護者は同居する長男の嫁であるが、次女も通いで介護を分担し、四女も時々手伝っている。デイサービスを週3回利用している。ホームヘルパーの資格をもつ次女や、送迎担当の長男・次男と、家族で協力して問題解決してきた。
ⓔ199, 377, 447

介護者24

ⓐ53歳（2012年5月）
ⓑ嫁（義母を介護）
ⓒ義母82歳。介護者51歳
ⓓ2011年、別居の義母がアルツハイマー型認知症と診断され、夫と二人暮らしの自宅に義母を引き取り、夫とともに介護を始める。2006年からデイサービスを利用。3か月ほど仕事と両立しながら介護していたが、義母の症状が悪化したため、施設入所を決めた。週1回面会に行っているが、後ろめたさも感じている。
ⓔ131, 533

ⓐインタビュー時の年齢 ⓑ認知症本人との関係 ⓒ診断時の年齢 ⓓ状況 ⓔ語り掲載ページ

介護者25

ⓐ50歳（2012年5月）
ⓑ三女（実父を介護）
ⓒ父親68歳。介護者42歳
ⓓ1995年に脳梗塞を発症した父親の言動から認知症を疑い、病院をいくつか受診したが、なかなか認知症と診断されず、2004年にようやく脳血管性認知症と診断された。父親は母親と二人暮らし。娘三人は独立し、看護師・ケアマネジャーである介護者は夫と二人暮らし。週末に両親宅に通って、介護を手伝っていた。母親は、平日はデイサービスを利用しながら、父親を介護していたが、父親が誤嚥性肺炎を繰り返すようになり、70歳で逝去。
ⓔ41, 235, 253, 259, 263, 413

介護者26

ⓐ63歳（2012年6月）
ⓑ嫁（義母を介護）
ⓒ義母81歳。介護者58歳
ⓓ2007年、義母がアルツハイマー型認知症と診断され、アリセプトを内服中。インタビュー当時は、夫婦、義母、娘の四人暮らし。介護者は元・中学校教諭で、定年1年前に退職し、家族の支援を受けながら自宅で介護していた。患者会や認知症の講演会に頻繁に参加し、情報を得ている。義母は慢性関節リウマチがあり、デイサービスの利用を毎日に増やしたが、夜間の排泄誘導が大変で介護者が眠れなくなり、時々ショートステイを利用している。
ⓔ217, 499

介護者27

ⓐ88歳（2012年6月）
ⓑ夫（妻を介護）
ⓒ妻84歳。介護者87歳
ⓓ2010年、妻がアルツハイマー型認知症と診断され、メマリーを内服中。夫婦と息子夫婦の四人暮らし。介護者は元・中学校教諭で、60歳で定年後、民間企業で10年間働き、退職後は老人クラブの会長を務めていた。ショートステイとデイサービスを利用しているが、妻が拒否的なときは抱えて送迎バスに乗せている。
ⓔ225

介護者29

ⓐ86歳（2012年7月）
ⓑ妻（夫を介護）

ⓒ夫87歳。介護者81歳
ⓓ2007年、夫が正常圧水頭症による認知症と診断された。夫の希望もあり、手術は行わなかった。娘三人は独立し、夫婦二人で暮らしていた。夫はかつて鉄道省に勤め、退職後は会社員をしていた。介護者は主婦で、30代から地域で様々なボランティアを行ってきた。デイサービスを週3回と訪問介護を利用している。近所の人には病名を伝えている。
ⓔ179, 191

介護者30
ⓐ34歳（2012年7月）
ⓑ長女（実父を介護）
ⓒ父親64歳。介護者27歳
ⓓ1997年、父親が56歳で脳梗塞を発症し、退職したため、一人娘の介護者は19歳から一家の生活を支えるとともに、父親の介護をしてきた。両親と介護者の三人暮らし。2005年、父親がアルツハイマー型認知症と診断され、状態が悪化した。母親も体調を崩し、介護者は介護離職した。経済的にも追い詰められて、うつ状態となり、一時は死を考えるまでになった。インタビュー時は、週1回のデイサービス、1～2か月に1回のショートステイを利用しながら、在宅介護をしていた。
ⓔ19, 45, 67, 387, 407, 421, 471, 515

介護者31
ⓐ56歳（2012年8月）
ⓑ妻（夫を介護）
ⓒ夫58歳。介護者53歳
ⓓ夫婦、娘、息子の四人暮らし。2009年、夫が前頭側頭型認知症と診断された。診断の1年ほど前から、介護者は夫の異変を感じていた。その後、夫がコンビニエンスストアなどのトイレからトイレットペーパーを持ち帰ることが続き、2012年には警察に保護されたこともあった。なるべく夫の習慣に合わせた対応をするように工夫している。インタビュー時、夫は若年性認知症の人を受け入れるデイサービスに週5日通っていた。夫に合った対応をしてくれるので、うれしく思っている。
ⓔ27, 47, 55, 127, 175, 177, 209, 223, 227, 247, 307, 327

ⓐインタビュー時の年齢 ⓑ認知症本人との関係 ⓒ診断時の年齢 ⓓ状況 ⓔ語り掲載ページ

介護者32

ⓐ37歳（2012年9月）

ⓑ長女（実父を介護）

ⓒ父親53歳。介護者23歳

ⓓ両親と一人娘の介護者の三人暮らし。1998年、53歳の父親が脳出血を起こし、片麻痺が残った。「認知症になるかもしれない」と主治医に言われたが、知識もなく、聞き流していた。4年後に母親ががんになり、代わりに父親の面倒をみることになるが、父親の認知機能は悪化し、介護者もパニック症候群になった。ギリギリの状況となり、公的福祉サービスを導入した。インタビュー時、介護者は結婚し、両親宅の近くに住んで、両親をサポートしていた。父親はデイサービスを週6日、ショートステイを月2回利用していた。

ⓔ169, 215, 261,399, 455, 469, 485, 487

介護者33

ⓐ55歳（2012年9月）

ⓑ妻（夫を介護）

ⓒ夫61歳。介護者53歳

ⓓ夫は膠原病を15年間患い、60歳前に夜中の異常行動や幻視が顕著となり、得意だった計算や縦列駐車ができなくなった。2010年4月、パーキンソン症状も出て、レビー小体型認知症と診断された。夫婦二人暮らしで、子どもはいない。2011年に要介護3、2012年に要介護4と認定を受けた。若年性認知症対応コースのあるデイホームに週1回とショートステイを活用し、自宅介護している。

ⓔ25, 65, 91, 117, 133, 207, 271, 273, 281, 507

介護者34

ⓐ62歳（2012年9月）

ⓑ長女（実父母を介護）

ⓒ父親81歳、母親80歳。介護者が52～54歳の頃

ⓓ二世帯同居をしていた2002年、父親が脳血管性認知症と診断されたが、2年後にレビー小体型認知症だったことが判明した。同じ頃、母親もアルツハイマー型認知症と診断された。しばらく介護者ひとりで両親を介護していたが、父親の脳梗塞を機に、母親は有料老人ホームに入所した。2006年、父親が肺炎で入院し、そのま

ま逝去。その後、母親に腎臓がんがみつかったが、本人の意思もあり手術はせず、3か月間の在宅介護の後、看取った。

ⓔ 23, 33, 119, 125, 171, 229, 239, 249, 283, 419, 457, 549

介護者35

ⓐ 49歳（2012年10月）

ⓑ 次女（実母を介護）

ⓒ 母親78歳。介護者49歳

ⓓ 2011年、母親がレビー小体型認知症と診断された。両親と介護者の三人暮らし。介護者は慢性疾患（線維筋痛症）があり、療養のため仕事を退職したが、体調がすぐれないときもある。隣接市在住の姉夫婦が通い介護をしている。母親の希望もあって近所に病名を伝えた結果、受け入れられてうれしかった。母親は要介護3で、週2日デイサービス利用している。

ⓔ 11, 53, 77, 219, 323, 467

介護者36

ⓐ 79歳（2012年10月）

ⓑ 夫（妻を介護）

ⓒ 妻78歳。介護者78歳

ⓓ 2011年、妻がレビー小体型認知症と診断された。夫婦と次女（介護者35）の三人暮らしで、長女は隣接市在住。主な介護者は慢性疾患を抱えている次女。姉の婿もアルツハイマー型認知症だったため、病気の情報は聞いていた。介護者は53歳で会社を設立し、68歳まで続けていた。介護者にも慢性疾患がある。妻は週2回、デイサービスを利用している。

介護者37

ⓐ 75歳（2012年10月）

ⓑ 夫（妻を介護）

ⓒ 妻65歳。介護者70歳

ⓓ 2007年、妻がアルツハイマー型認知症と診断され、アリセプトを内服したが改善せず、2009年にほかの病院でレビー小体型認知症と診断された。介護者は65歳で定年退職後、70歳まで仕事を続け、現在無職。夫婦二人暮らしで、妻を在宅で介護してきた。妻のパーキンソン症状が強くなり、徐々に歩行困難となったため、介護に限界を感じ、2011年、妻を入院させることになった。

ⓔ 173, 243, 521, 535

ⓐインタビュー時の年齢　ⓑ認知症本人との関係　ⓒ診断時の年齢　ⓓ状況　ⓔ語り掲載ページ

認知症本人の プロフィール

ⓐインタビュー時の年齢
ⓑインタビューを受けた介護者との関係
ⓒ診断時の年齢
ⓓ状況
ⓔ語り掲載ページ

本人02

ⓐ60歳（2010年4月）
ⓑ介護者03の夫
ⓒ58歳
ⓓ共働きの妻と息子、介護者の四人暮らし。大手小売業の販売促進業務をしていた2007年頃、同僚からもの忘れを指摘され、受診した。本人に自覚症状はなかった。最初の市立病院では「中等度の若年性アルツハイマー型認知症」、大学病院の専門外来では「軽度」と診断される。その後、配置転換で作業的な仕事に異動し、2009年の定年まで勤め上げた。インタビュー時は、市立病院と大学病院に通院中だった。週1～2回、家族会で事務仕事を手伝っている。
ⓔ63, 361

本人03

ⓐ57歳（2010年5月）
ⓑ介護者04の妻
ⓒ50歳
ⓓ元・立体絵本の作家。夫婦二人暮らし。2003年、若年性アルツハイマー型認知症と診断される。インタビュー時は、大学病院の専門外来に通院中だった。夫が主治医に相談しながら、アリセプトのほかに、個人輸入のメマンチン、八《はち》味《み》地《じ》黄丸《おうがん》などを購入し、それらを服用している。3年ほど前から家事ができなくなり、見当識障害が現れたため、週3回の生活援助と週1回のガイドヘルパーを依頼している。週1回はデイサービスに通っている。
ⓔ113, 149, 293, 435

本人04

ⓐ61歳（2010年7月）
ⓑ介護者05の夫
ⓒ57歳
ⓓ夫婦二人暮らし。2004年頃、新しい職場に配属されたストレスから不眠になり、メンタルクリニックを受診し、うつ病と診断される。休職後に職場復帰するが、仕事に支障が出て大学病院を受診し、2006年、若年性アルツハイマー型認知症と診断された。診断から6か月後、36年間勤めた市役所を退職。診断から3年半後、有料老人ホームで介護の手伝いを始める。利用者の喜ぶ顔が励みになり、これからも何らかの形で人の役に立ちたいと思っている。
ⓔ17, 305, 339

本人05

ⓐ63歳（2010年9月）
ⓑ介護者08の夫
ⓒ59歳
ⓓ元・脳神経外科医。夫婦二人暮らし。2001年頃に、簡単な漢字が書けなくなり、下痢も始まり、身体の衰弱が激しくなった。2006年、若年性アルツハイマー型認知症と診断された。2007年、クリスティーン・ブライデンさんの講演を機に、アルツハイマー型認知症であることを公表し、ようやく自分の病気と自分自身を受け入れることができた。アリセプトと個人輸入のメマンチンにより、病状は安定している。夫婦ともにクリスチャン。
ⓔ297, 301, 359

本人06

ⓐ58歳（2011年8月）
ⓒ55歳
ⓓ飲食店店長をしていた。一人暮らし。妻とは診断前に離別し、子どもとも会っていない。兄にも病気のことは知らせていない。2005年頃、職場でもの忘れやちぐはぐな言動を指摘されるようになり、退職した。2009年、若年性アルツハイマー型認知症と診断され、ショックのあまりうつ状態となった。アリセプトを内服中。医療費が払えず、障害者認定、生活保護を受けた。週1回、ヘルパーに掃除等を依頼している。インタビュー時は、サポートセンターで週3日、ボランティアをしていた。
ⓔ69, 201, 317, 355, 525

ⓐインタビュー時の年齢 ⓑインタビューを受けた介護者との関係 ⓒ診断時の年齢 ⓓ状況
ⓔ語り掲載ページ

本人07

ⓐ57歳（２０１１年）
ⓑ介護者15の夫
ⓒ54歳
ⓓ大学で教職にあったが、２００９年、若年性認知症と診断され、インタビュー時は休職中だった。週１日はサポートセンターを通じて受けた仕事をし、１日は家族会で英語を教えている。母親を含め認知症の高齢者が気になっており、自分のできることをしてあげたいと考えている。最近はやることが複雑に感じられ、考え方をもう少し変える必要性を感じている。夫婦二人暮らしで、妻は働いている。落ち着いた日々を送っている。
ⓔ353

本人08

ⓐ53歳（２０１１年10月）
ⓒ50歳
ⓓ妻とともに生活保護を受給している。２００９年、自宅で転倒し、後頭部を打った。高次脳機能障害も疑われたが、最終的に若年性脳血管性認知症と診断された。言葉が出にくい、重い物が持てないなどの症状は、降圧剤と家族や周囲のサポートで回復し、仕事に行けるようになった。週5日、障害者就労支援施設B型でタオルをたたむ作業をしている。生活保護の状態から脱したいと思っている。
ⓔ351, 517

本人10

ⓐ82歳（２０１４年４月）
ⓒ79歳
ⓓ２０１４年１月から、長女一家の住まいに近いサービス付き高齢者向け住宅で独居している。夫ががんで亡くなる(２０１１年２月)2～3か月前から、もの忘れとうつ傾向が目につくようになった。同年10月、大学病院で軽度の認知症と診断された。現在は、以前より続けている謡のお稽古、引っ越してから通い始めたフラダンスのレッスンに週1～2回通い、愛犬とともに散歩を楽しむ生活を送っている。公的福祉サービスはまだ受けていない。
ⓔ79, 295, 313, 363

本人11

ⓐ52歳（2014年11月）
ⓒ50歳
ⓓ夫婦と子ども二人の四人家族。2003年頃、不眠で精神科を受診し、うつ病と診断され、約6年間抗うつ薬を服薬した。2012年、自律神経症状や幻視から心筋シンチグラフィ等の検査を受けたが、診断はつかなかった。8か月後、体調が悪化し再診を受け、レビー小体型認知症と診断され、抗認知症薬による治療が始まった。現在は多くの症状が改善している。
ⓔ35, 57, 71, 73, 121,151, 277, 285, 299, 315, 367, 483

本人12

ⓐ80歳（2015年2月）
ⓒ77歳
ⓓ長女（52歳）と二人暮らし。夫を50代で亡くした。2012年、MRIで海馬の萎縮、多発性脳梗塞がみられ、アルツハイマー型認知症と診断された。長女の全身性強皮症（膠原病の一種）が進行したため、洗濯などは長女の分もしている。訪問リハビリを週2日、リハビリ型デイサービスを週2日利用し、ヘルパーに掃除を週1回依頼している。
ⓔ49, 111, 311

＊インタビューに協力いただいた介護者は37名、認知症本人は12名でしたが、その後、介護者2名、認知症本人2名の方が事情があってデータベースの収録を辞退されたので、本書に紹介されているのは介護者35名、認知症本人10名です。

ⓐインタビュー時の年齢 ⓑインタビューを受けた介護者との関係 ⓒ診断時の年齢 ⓓ状況
ⓔ語り掲載ページ

認知症《にんちしょう》の語《かた》り
本人《ほんにん》と家族《かぞく》による200のエピソード

2016年 6月 1日 第1版第1刷発行

〈検印省略〉

編集 認定《にんてい》NPO法人《ほうじん》
健康《けんこう》と病《やま》いの語《かた》りディペックス・ジャパン

発行 株式会社 日本看護協会出版会
〒150-0001 東京都渋谷区神宮前5-8-2 日本看護協会ビル4階
〈注文・問合せ／書店窓口〉Tel／0436-23-3271 Fax／0436-23-3272
〈編集〉Tel／03-5319-7171
http://www.jnapc.co.jp

挿絵 楠木雪野

装丁 齋藤久美子

印刷 株式会社フクイン

 ISBN978-4-8180-1980-5